U0308710

人口寿命增长与均等化研究

张震 / 著

中国出版集团 东方出版中心

图书在版编目（CIP）数据

人口寿命增长与均等化研究 / 张震著. －上海：
东方出版中心, 2022.9
　ISBN 978-7-5473-2047-1

Ⅰ. ①人… Ⅱ. ①张… Ⅲ. ①人口－平寿命(生物)－
研究－中国 Ⅳ. ①R195.3

中国版本图书馆CIP数据核字（2022）第161649号

人口寿命增长与均等化研究

著　　者　张　震
策划编辑　马晓俊、黄升任
责任编辑　吴韧彦
封面设计　钟　颖

出版发行　东方出版中心有限公司
地　　址　上海市仙霞路345号
邮政编码　200336
电　　话　021-62417400
印 刷 者　上海颛辉印刷厂有限公司

开　　本　700mm×1000mm　1/16
印　　张　15
字　　数　179千字
版　　次　2022年9月第1版
印　　次　2022年9月第1次印刷
定　　价　68.00元

前　言

　　19 世纪中叶以来，人类预期寿命一直保持着增长趋势。伴随着世界各国预期寿命的不断提高，一个与之密切相关的问题得到了越来越多的关注：社会成员能在多大程度上公平地分享寿命延长的成果？这就是人口寿命均等的问题。新中国成立以来，尤其是改革开放以来，社会经济和卫生事业的长足发展推动中国人口死亡率快速下降，极大地改善了中国人口的健康状况。在中国预期寿命持续增长的同时，中国人口寿命均等程度快速提高。中国在公共卫生和教育等民生事业上的投入以及国家治理能力的不断提升，使中国在较低经济发展水平上，实现了健康促进的超前发展。无论从历史发展的角度还是从横向国际比较的角度来看，作为一个发展中大国，中国在改善人口健康状况上都可谓成就斐然。尤其是考虑到中国庞大的人口规模，14 亿人口预期寿命和寿命均等的同步改善，无论从何种意义上说，都是对全人类健康事业的巨大贡献。

　　70 多年来，中国人口预期寿命持续、快速增长，甚至实现了相对于经济水平的超前发展。对于中国在健康改善上取得的卓越成就，国内外已经有大量的研究进行了深入和广泛的探讨。相比而言，对人口寿命均等的研究则还比较薄弱。鉴于此，本书将深入研究中国人口寿命均等的变化历程，利用中国人口普查资料和世界人口死亡率及经济发展的相关数据，考察 20 世纪 50 年代以来中国人口寿命改善的历程、特征及影响因素，并探讨相关的政策启示。

本书章节安排如下：

第一章导论主要介绍寿命不均等的概念、内涵及其内在价值和工具价值。从人口不确定性的角度讨论人口寿命均等的形成机制和基本特征，并对其政策内涵进行阐述。

第二章对健康公平和寿命均等的理论基础进行了简要评述，然后介绍几种常见的寿命均等衡量指标及其特点。基于本书使用的度量指标，阐述寿命均等变化的人口学机制，即死亡率下降对寿命均等的影响取决于一个临界年龄：在这个年龄之前的死亡率下降会提高寿命均等，而这个年龄之后的死亡率下降却会降低寿命均等，两种情况合起来看才是寿命均等的真实变化。

第三章介绍用于修匀中国人口死亡率的二维死亡率模型。中国人口死亡率数据或多或少都存在一些漏报误报，以往研究在数据修匀上做了很多尝试和努力。这里我们从模型函数构造、经验系数的差异和拟合效果三个角度考察了二维死亡率模型对于中国人口死亡率的适用性，并将之用于处理中国死亡率数据。

第四章在人类历史的背景中考察中国死亡率转变历程，以历史纵向和横向跨国比较更清晰地呈现中国在改善健康和提高预期寿命上的卓越成就，并且还特别关注中国公共卫生和全民健康战略在健康促进中的重要作用。

第五章分析19世纪中叶以来人类预期寿命与寿命不均等的演变历程，揭示了同时实现预期寿命增长与寿命均等改善的双重目标的内在机制，即降低年轻人死亡率。这也是过去150多年来人类生存状况改善的主要途径。

第六章分析中国寿命均等的区域差异。中国人口预期寿命的持续增长伴随着增长速度的区域差异，这也同样构成了我国寿命均等化的区域差异。我们使用核密度函数对我国人口寿命均等分布的位置、形态和延展性进行了分析,揭示其地理分布特征,最后对寿命均等区域差异的影响因素进行实证分析。

第七章考察我国预期寿命超前于经济发展水平的现象,并对预期寿命超前度的省际差异进行分析。实证分析发现,我国人口预期寿命超前度的省际变化差异与中央政府财政补助的地区偏向存在显著的关联性,是中国全面健康发展理念的具体体现。

第八章考察中国老年人预期寿命在社会经济地位方面的差异。通过详细的梳理,我们发现城乡居住地和工作类型对老年人预期寿命有重要影响,从这两个因素与老年社会保障有紧密的联系可以看出,社会保障对于缩小老年人生存状况差异的重要性。

第九章介绍一个度量寿命均等的新指标。从寿命均等的变化机制出发,分析传统度量指标存在的内在缺陷,这个缺陷在预期寿命不断增长的情况下尤为突出。对此提出一个解决方案,即使用早期寿命均等与晚期寿命均等之比,这个比值能使寿命不均等的历史比较得出一致的结论。

第十章对本书进行扼要的总结和梳理。人类对健康与长寿的不懈追求都无法回避一个基本的矛盾,即在有限技术和资源条件下,如何才能在改进健康的同时保证健康公平。由于中国发展中所秉承的整体福祉改善的理念,即使在物资、技术极度短缺的时期,中国人口预期寿命也实现了惊人的增长,这在所有发展中国家中是绝无仅有的。正是因为发展理念与人口健康改善的内在逻辑相契合,中国能在过去70多年中预期寿命和寿命均等方面同时实现了相对于经济发展水平的超前发展。

中国在健康促进领域所取得的卓越成就值得更深入和广泛的研究,这不只是对中国经验的梳理,也是对人类发展模式的思考。无论从哪个层面上看,本书都仅是一次初步的尝试和努力,若能以此起到抛砖引玉的作用,也已倍感欣慰。

本书是国家自然科学基金面上项目"中国人口寿命不均等的变化趋

势、影响因素及对策研究"(71473044)的部分成果。本书能够出版要感谢众多的良师益友,他们的支持鼓励和谆谆教导,引领我走入学术殿堂的大门,并有机会领略人口学的魅力。我还要感谢我那些出色的学生和合作者,他们参与了本课题的研究及部分章节的撰写。第三章:戴志杰、杨菁;第六章:詹盼鹏;第七章:万潇然;第八章:苏澄菲;第九章:李强。此外,马茜、宫潇骁、王铭琪对全书的格式做了编辑统筹,马茜、宫潇骁对参考文献格式进行编辑整理,章颖翻译了第九章,吕龙军翻译了第二章(部分)。在此对他们为本书做出的贡献表示衷心的感谢!

　　最后感谢中国出版集团东方出版中心的编辑及相关工作人员的大力支持和辛苦努力!

张　震

2022 年 3 月 27 日

目　录

2

图目录

2

表目录

2

第一章
导　论

1.1　问题与定义

　　在漫长的发展历史中,人类饱受疾病、战争和自然灾害等的困扰,死亡率长期居高不下,预期寿命基本徘徊在 35 岁左右(Riley,2005)。直到 19 世纪中叶,人类预期寿命才步入持续增长的轨道。在 1840—2000 年间,人类最高预期寿命①从 45 岁增长到 85 岁,平均每 10 年增长 2.5 岁或每年增长 3 个月(Oeppen et al.,2002),这一趋势至今没有减缓的迹象(Human Mortality Database,HMD,2022)。尤其是 20 世纪 50 年代以来,绝大多数国家都经历了程度不同的死亡率下降和预期寿命增长,这是人类文明所取得的最伟大的成就之一。

　　伴随着世界各国预期寿命的不断提高,一个与之密切相关的问题得到了越来越多的关注:社会成员能在多大程度上公平地分享寿命延长的成果? 这就是人口寿命均等的问题②。

---

　　① 人类最高预期寿命(record life expectancy)代表了在当时的制度、环境和技术条件下,人类在存活寿命上所能达到的最高水平。

　　② 本书中,我们会在不造成混淆的情况下交替使用"寿命均等"与"寿命不均等",二者实则是从不同角度对同一个事物的描述,因为死亡年龄分布的集中程度与死亡年龄分布的离散程度是一回事,只是文字表述不同。

有许多指标可以用于评价人口的健康水平或生存状况,其中使用最广泛的指标是出生预期寿命(以下简称预期寿命),这是指新生儿按观察期的年龄别死亡率度过一生将会存活的平均寿命。与其他衡量人口健康水平的指标(如粗死亡率)相比,预期寿命克服了年龄结构的影响,并且具有含义清晰、便于解释等优点。预期寿命、人均 GDP 和受教育水平一起构成人类发展指数(Human Development Index,HDI),用于综合反映一个社会的发展水平。

虽然预期寿命被广泛地用于衡量人口的整体健康水平,但它只能度量人口成员存活寿命的平均值,无法反映成员的寿命(或死亡年龄)分布的均等程度。我们借助一个简化的例子来说明二者的区别。设想一个由两个成员构成的人口:一种情形是,一个成员在出生后就死亡(即只活了0 岁),另一个成员则活到了 100 岁;另一种情形是,两个成员都活了 50岁。如果用预期寿命来衡量,这两种情形下的人口生存状况是一样的,因为平均寿命都是 50 岁。但是,这两种情况下的社会状态却有很大差别:前者的个体寿命分布极其不均,虽然有一个成员活得很长寿,但只能孤老终身;而后一种情况中,虽然没有哪一个成员活得极其长寿,但是能有社会分工、合作等真正意义的社会生活。

1.2 寿命均等的内在价值

寿命均等是健康公平的核心命题。健康是人类全面发展的基础,保障国民的健康公平性已经成为衡量社会公正和公平的一项重要指标。联合国 2005 年《人类发展报告》着重强调了健康公平(以及收入、性别、发展机会等方面的公平)对社会健康发展以及实现"千年发展目标"的重要性(Watkins,2005)。在联合国提出的 17 个"可持续发展目标"(Sustainable Development Goals,SDGs)中,健康与平等依然在列,即目标 3"良好健康与福祉"和目标 10"减少不平等"。缓解健康不公平是一项急迫的任务,也是一项道德义务,因为社会不公是人类的一大杀手(Marmot et al.,2008)。Sen(2002)强调了健康在人口的可行能力中的重要性,认为健康是人可行能力的重要基础和组成部分,是人具备可行能力而避免被剥夺权利的重要能力基础,而健康公平则是极其重要的公平,是保障社会成员能力公平或不造成较大能力差异、剥夺的重要基础和信条。健康中国战略强调,要把人民健康摆在优先发展的战略地位,建设健康中国,要坚持公平公正原则。

　　寿命均等反映了社会成员在存活机会(chances of life)上的公平程度,而生存权的不公平是根本性的不公平。在讨论一些更广泛意义上的公平诉求时(例如发展机会、受教育权利、男女权利平等),我们通常会有一个隐含的假设,即公平诉求的主体是存活的,也就是说,生存是基本前提。例如,我们在教育机会公平方面所做的努力能够惠及那些存活到入学年龄的儿童群体,但是对那些在入学年龄之前死亡的儿童来说是没有意义的。因此,对一个社会生存状况的完整刻画,其指标不仅需要能反映平均寿命长度的预期寿命,还需要能反映存活机会均等程度的寿命均等。

　　健康受到诸多社会因素的影响。大量研究表明,受教育机会、收入水平、医疗可及性和公共卫生支出等这些方面的不公平,会通过各种方式转换为健康的不公平,并最终体现在个体死亡风险和存活机会(寿命)上的不公平(Marmot et al.,2008;黄洁萍等,2013;Torre et al.,2014)。从这个意义上说,寿命不均等也被称为"最终的不公平"(final inequality)(Tuljapurkar,2010)。

1.3　寿命均等的工具价值

　　寿命均等除了具有自身的内在价值外,还对人类社会发展具有重要的工具性价值。每个社会的个体成员都在其生命历程中面对着死亡的不确定性,而寿命不均等的程度正反映了这种不确定性的大小。降低这种不确定性能有效提高个人、政府或者其他组织机构在教育、培训和健康等方面投资的长期回报。相反,在一个寿命不均等程度较高的社会中,较大的死亡不确定性意味着人力资本投资在未来得到稳定回报的风险较高,这反过来会对人力资本投资产生消极的影响。

以教育为例,教育机会公平已经成为一个社会进步与文明的重要标志,这也意味着,在进行公共教育资源的分配时,将尽可能地做到每个人都能获得均等的教育机会。但是,教育公平与寿命不均等之间存在一定程度的矛盾。显然,社会和家庭在教育上的投入所能产生的效益取决于受教育者中有多少人能存活到为社会和家庭做贡献的年龄,并且能继续存活更长时间,即延长投资回报期。对那些较早死亡的个体来说,当初在他们身上投入的教育资源不能产生相应的效益,相对于那些活得长的个体,这些投入也可以说是浪费。那么,为了提高教育投入产出比,是否应该把教育资源更多地分配给那些能活得较长的个体,同时少分配甚至不分配给那些寿命较短的个体呢? 答案是否定的。因为这不仅有悖于教育公平的理念,而且在实践上没有可操作性,因为在确定教育资源的投入与分配时,任何人都不可能事先知道哪些人能活得长久、哪些人会较早死亡。

这里涉及人口事件(如出生、死亡、结婚等)的一个重要特征,即事件发生的随机性。死亡是一个随机事件,每个人出生后就面临着死亡风险,即使我们对影响死亡风险的因素有了足够充分的了解(事实上不可能穷尽所有可能的影响因素),也仍然无法根据这些信息准确地预测某个个体的死亡时间(即寿命)。在人口群体的层面也能观察到这种随机性。例如,不妨考虑 1 000 名年龄为 7 岁的小学生,按预测期死亡率水平,他们中有 99.9% 的人能活到 22 岁(即 7~22 岁的存活概率为 99.9%)。但即使如此,我们也不可能在他们只有 7 岁的时候就能准确地预知谁会在 22 岁之前去世。而且,99.9%的存活概率并不意味着这 1 000 名学生中一定会有一人在 22 岁前死亡,如果现实中真的跟踪 1 000 个学生直到他们满 22 岁时,我们可能会发现所有人都活着,也有可能发现死亡人数不止一个。也就是说,预测期死亡率只给出一个死亡风险(或概率)的平均值,可以据此来衡量某一人口的死亡水平,但是不可能对某个具体的个人死亡与否、何时死亡进行准确的预测。

因此,要想让教育资源产生尽可能大的效益,最根本的也是最可行的办法是降低整个人口的寿命不均等,让尽可能多的人都能活得长久。事实上,这种死亡的不确定性和寿命不均等能影响到任何与教育类似的人力资本投入。因此,提高整体社会的寿命均等程度能给所有个体、家庭和机构一个稳定的预期,这对一个国家的长期稳定与繁荣而言无疑是极其重要的前提条件。

1.4 人口不确定性与寿命不均等

人口的寿命不均等程度是人口不确定性在死亡事件上的具体体现。一般而言,不确定性可以是缺乏信息或者有一些信息但缺乏利用这些信息的知识,也可以是复杂仪器的测量误差,自然界的突发事件(如灾难),人类行为的变化无常,甚至是基本粒子的随机行为等。其中,人类行为是所有现象中最难以预测的(Rao, 1997)。在这个确定性终结的时代,科学并不等于确定性,概率也不等于无知。简单地说,在我们所处的现实世界中,不确定性无处不在。

1.4.1 社会学基础

在人类漫长的发展历程中,人口不确定性一直如影随形。即使在缺

5

乏定量化方式识别不确定性的时代,人类也借助文化、政治、经济、社会等诸多领域的创新和发明,以更好地应对这种人口不确定性。19 世纪以前,人类生产力处在较低的水平,人类普遍面临着较高的死亡率,很多婴儿无法存活到成年(1751 年瑞典的初生婴儿只有 60% 能活到 20 岁),这意味着家庭乃至宗族面临着不能延续的不确定性或风险,为了降低这种不确定性,人类往往采取多生育的策略,以确保至少有一两个能活到成年,可以结婚和生育。有意思的是,类似的策略并非人类独有,例如,植物界的蒲公英和动物界的三文鱼,都是以近乎海量的生育数量来确保少数后代能存活到继续繁衍下一代。不同的是,只有人类发展出一整套的习俗、宗教甚至法律规范来维持和强化这种高生育率策略。事实上,在前工业化社会,制度化的传统和宗教是用于解释和应对诸多威胁、灾难和不确定性的关键的社会资源(吉登斯,2011)。

　　近代以来,随着科技进步和现代化水平的提升,人类对社会生活和自然环境进行干预的范围、力度和深度不断扩大,极大地增加了人类认识和把握人口不确定性的知识和手段。这也充分地体现在驱动人口动态进程的生育、死亡和迁移三个要素上。在死亡与健康方面,由于医疗技术的进步、公共卫生系统的完善与发展,人类在短短 150 年间实现预期寿命从 35 岁到 87 岁的增长。死亡率尤其是婴幼儿和孕产妇死亡率都有大幅下降,绝大多数婴儿都能存活到成年(2015 年瑞典的初生婴儿中有 99% 能活到 20 岁)。死亡率下降也引发了生育革命,并开启了全球范围逐次展开的人口转变历程。在生育方面,胚胎学及生殖健康技术的发展使生育控制变得高效且经济,家庭或个人很方便地自主决定生育的数量。在空间移动上,人类以往受限于传统的交通工具(如骑马一天最多跑 150 公里)而无法进行大规模、大范围的迁徙,这也制约着一个国家或帝国有效治理边界以及进行区域交流的程度。但是,工业革命带来的交通工具的革命性进步则让人口流动成为在国际和国内最活跃的人口因素,而且这种趋势愈发强烈,让整个世界的联系愈加紧密。

但是,伴随着人类对社会和自然的控制和干预不断增强,人类自身的决策与行为成为不确定性的最主要的来源(吉登斯,2011)。在社会性的个体化浪潮中,基于身份的阶级认同以及传统阶级等级模式开始崩解,个人在公共领域和私人领域的自主决策权得到极大的扩张。随着社会结构的个体化,家庭模式、工作模式也呈现出多样化趋势(乌尔里希·贝克等,2004),这种决策的个体化和多样化构成了人口系统不确定性的微观基础。此外,随着全球化程度的加深,个体发现自己身处在一个更大的、更为不确定的外部环境中,看似遥不可及的事件都可能直接或间接地波及自己的工作生活甚至生存。

这里值得一提的是,死亡与生育和迁移存在一个重要的区别,即在个人微观层面,死亡率的变动方向是单一的,因为每个人都希望能活得更长久、活得更健康,这是数千年来人类不懈的努力和追求。但是,生育率和迁移率往往会根据外部环境的变化而在一定范围有所波动,至少可以有上升和下降两个变化方向。例如,宏观经济转好、收入增长的时候,生育率会提高,而遇到经济危机时生育率会下降。迁移也是类似的情况。所以,从个人角度来看,人口不确定性在死亡事件上所反映出的寿命不均等也应该是不断得到改善的。但是,由于存在大量的非个人因素会危及生存(如战争、瘟疫等),所以,寿命均等也会出现反复。如后文所述,20 世纪 90 年代初苏联和东欧地区的动荡,就一度加剧了这些国家的寿命不均等。此外,尽管每个个人和国家都期望能不断增进健康、提高寿命均等程度,但是由于在健康促进策略和福利制度上的不同选择,客观上确实造成了不同国家在寿命不均等方面的差距(Vaupel et al.,2011)。

对于中国而言,除了现代社会共有的诸多不确定因素,快速的人口转变和社会转型也使人口在很长一段时期将面临更大的不确定性。首先,中国只用半个多世纪就完成了从高生育率、高死亡率到低生育率、低死亡率的人口转变过程。急剧的人口转变引起人口过程的大幅度震荡,如涟漪一样要经历很长的时间才能平复(Coale,1972)。在达到新的均衡过程中,人口不确定性将从高到低逐渐下降。其次,中国人口相关政策经历若干次调整,通过生育、死亡、迁移等对人口过程产生直接的影响。这其中,生育带来的扰动对全国人口的影响最为强烈(Lee et al.,2017),而对于区域人口,跨区域人口流动则是最活跃的因素(王桂新,2019)。最后,中国快速的社会转型,从城乡、阶层、性别等多个维度重塑个人生产生活的方方面面,宏观层面的不确定性也会反映到人口行为的相关决策。

1.4.2　人口学机制

不确定性是人口系统的基本特征。在微观层面,每个个体在整个生命历程中都要经历大大小小、不计其数的各种人口事件,例如,生老病死、婚丧嫁娶、就业失业等,不一而足。这些事件都是随机事件,即有若干可能的结果(或状态),每个结果都有对应的发生概率,而概率分布受到很多因素的影响。例如,虽然死亡是必然事件(即死亡概率为 1),但是其发生概率会因性别、年龄、职业等因素而有所不同,还会受到社会经济、医疗技术甚至文化习俗等诸多因素的影响。

由个体组成的人口系统,无论规模大小,都面临着不同程度的不确定性。由于人口系统是非线性的,人口不确定性并不等于个体不确定性的简单加总,而是由人口事件驱动的人口动态过程中产生的不确定性。例如,由生育率和死亡率决定的人口更新过程,生育率和死亡率的不确定性会反映到人口规模和结构变化的不确定性上。具体说就是,生育率水平服从某个概率分布(这个分布需要结合历史数据来建模和估算),对于每一个可能的生育率(比如总和生育率为 1.6 以及给定的生育年龄模式),都会有一个对应的人口出生数,死亡率也是类似的情形。当遍历所有生育率和死亡率的可能组合后,就得到年龄别人口数的所有可能,并且这些人口数会呈现出一定的概率分布,所以当具体说某个数值时,一定要同时说明这个数值的发生概率。这就是人口层面的不确定性的具体含义。类似的情景还可以应用到婚姻/家庭状态转移、健康状况变化、就业/失业等人口过程上。

简单地说,只要个体可以处在由不同特征或事件定义的某个状态(如健康/不健康/死亡、单身/在婚、城市/农村、就业/失业等),并且随时间的流逝,个体可能按一定的概率转移到其他状态,那么由这些个体组成的人口系统就一定存在宏观层面的人口不确定性。

1.4.3　人口异质性

几乎所有人口都是异质的。这种人口异质性体现在死亡上,就是个体间存在的诸多差异会造成个体在死亡风险和寿命上的差异,因此一定程度的寿命不均等是任何人口都具有的基本特征。几乎所有社会都存在一定程度的寿命不均等,我们所能做的是尽可能减少那些不合理的、通过努力能够消除的寿命不均等,而不是追求绝对的寿命均等(即每个人的寿命都一样)。

事实上,绝对的寿命均等是不可能实现的,根本原因在于人口异质性,即人口中的个体成员之间总是存在各式各样的差异(Vaupel et al.,1985)。就人类而言,个体存活寿命的差异主要取决于基因、个人行为和环境(包括家庭、社会和自然环境)这三类因素,其中基因的作用有 25% 左右,其他两类因素占了 75%(Hjelmborg et al.,1996)。在这三个方面,不同个体之间存在着无以计数的差异,例如性别、受教育程度、收入、居住地、婚姻、生活习惯、宗教信仰、身体功能、心理素质甚至基因型(genotype)等。所有的这些个体差异都会直接或间接地决定着个体的健康状况和死亡风险,并最终影响到个体的存活寿命。由此可以理解,即使是基因型完全相同并且在同一个家庭中长大的孪生兄弟或姐妹,他们"同年同月同日死"的可能性也极低,因为还存在许多其他方面的差异(如个人行为、生活习惯等)。更重要的是,任何随机事件都具有随机性,这种特性是任何人都无法去操控的,因此,即使是同卵双胞胎的寿命也不一定相同。如前所述,这种不确定性是人口系统的基本特征。

可以说,在正常情况下,社会的成员几乎不可能有整齐划一的存活寿命,一定程度的寿命不均等是客观存在的。这里排除一些极端情况,例如超大规模的自然灾害或战争等非正常因素造成大量人口在短时间内同时死亡。虽然近些年生物基因技术的迅猛发展,极大丰富了我们对延缓衰老和延长寿命的想象空间,但是目前还很难看到未来基因技术能在多大程度上缩小人类寿命的差异,让几乎所有人都能活到一个非常高的年龄。所以,在可预见的将来,人类社会都会有一定程度的寿命不均等。

但是,这并不意味着所有现实生活中存在的寿命不均等都是合理的。相反,由非基因因素造成的寿命不均等可以通过改变个人行为、提高与突破医疗卫生技术、改善社会制度等方式逐渐消减。因此,一个社会所能做的不是追求绝对的寿命均等,而是尽可能减少那些不合理的、通过努力能够消除的寿命不均等。

1.5 寿命均等的政策启示

设想有一个社会管理者,拥有有限的资源可用于健康投资。在使用和分配这些资源的时候,他不可避免地要做出选择,是让少数成员极尽可能地活得长寿,还是尽量追求社会成员的存活机会的公平?这可以说是人类社会发展中所面对的效率与公平两难选择在健康问题上的反映。在这两个极端选择之间存在无数的可能,但最理想的情况是在追求社会成员活得长寿的同时尽可能地让社会成员享有生存机会的公平。

这看来似乎是无法两全的目标。不过,由于人口寿命不均等变化的特点,在一定条件下,却能实现二者兼顾:Zhang 和 Vaupel(2009)发现,对于生命表熵小于 1 的人口(绝大多数人口都满足这一条件),存在一个临界年龄。这个年龄与预期寿命没有内在联系,但是近 150 年的人类死亡率数据表明二者差距在 2 岁以内。在临界年龄之前的死亡率下降能在提高预期寿命的同时降低不均等,临界年龄之后的死亡率下降,会同时增加预期寿命和后期不均等。当前期不均等占主导地位的情况下,死亡率水平的下降就能在提高预期寿命的同时降低整体人口的寿命不均等。1840 年以来,无论是发达国家还是发展中国家,或早或迟地都经历了这一过程。然而,不同国家在人口预期寿命增长与寿命不均等下降的速度和程度以及支撑这些变化的资源方面存在很大的差异。探寻这些差异的特点以及背后的原因和机制将对一个国家乃至整个人类社会进一步改善人口生存状况具有极其重要和深远的意义。

新中国成立以来,尤其是改革开放以来,社会经济和健康医疗事业的长足发展极大地提高了中国人口健康水平。中国人口预期寿命从新中国成立之初的 35 岁增加到 2019 年的 77.3 岁[①];婴幼儿死亡率和孕产妇死亡率均有大幅下降。20 世纪 80 年代以来,许多学者考察了中国人口死亡率水平的历史变化和模式(翟振武,1987;Banister et al.,2004;黄荣清,1994,2005;任强等,2005)、不同社会经济地位人口的死亡或预期寿命的差异(孙福滨等,1996)以及死亡水平的区域差异(刘会敏等,2008)。这些研究使中国人口健康相关的知识得到了极大的丰富。

2016 年 10 月,中共中央、国务院印发了旨在改善人民健康状况的《"健康中国 2030"规划纲要》,全面推进健康中国建设,并提出到 2030 年实现我国人均预期寿命达到 79.0 岁的目标。党的十九大再次强调将健康中国作为国家战略重点推进,进一步明确了人民健康在党和政府工作

---

① 数据来源于国家卫健委《2019 年我国卫生健康事业发展统计公报》。

中的重要地位。

　　总的来说，中华人民共和国成立以来，中国人口健康水平得到持续的改善和提升；同时，由于中国发展中所秉承的整体福祉改善的理念，即使在物资、技术极度短缺的时期，中国人口预期寿命仍实现了惊人的增长，这在所有发展中国家中是绝无仅有的。正是因为整体福祉的发展理念与人口健康改善的内在规律相吻合，所以在过去 70 多年里，中国在预期寿命和寿命均等方面同时实现了相对于经济发展水平的超前发展。

第二章
寿命不均等的度量

2.1　健康和寿命公平的目标

健康公平是社会正义的重要组成部分。但是，与基本的公平目标类似，健康公平也发展出多种定义，大致可以归为四类（Marchand et al.，1998）：一是最大限度地提高社会的健康总和（equality as maximization）；二是使各阶级之间的健康平等；三是使社会最低阶层的健康最大化；四是不论阶层，优先考虑最弱势群体。

（1）最大限度地提高社会的健康总和（功利主义）

健康最大化源自福利功利主义的基本观点，与分配正义的"最大化"原则有内在的联系，即让社会底层尽可能地好起来（即身处社会最低阶层的也应该被"最大化"），从而为最多的人带来最大的幸福。最大化原则的基本道德假设是，我们通过给予每个人的利益与其他人相同的权重来表达对他的平等尊重。最大化原则的背后是一个平等原则：每个人的利益，包括这里所说的健康，与其他任何人的利益一样重要，但也不超越其他人。从这个角度来看，对富人的健康改善与对穷人的健康改善一样有价值，具有相同的道德重量。无论在哪里，健康的好处都是同等重要的。尽管这样理解的最大化原则是一种分配正义的理论，但有时也被说成是一种"分配中立"的原则，因为它指导我们将健康总量最大化，而不考虑这总量是如何分配的。因此,健康改善的收益无论落在哪个人群,都是同等重要的,无论个体的贫富程度和健康状况,都要遵循存活人年数(即人数与存活年数的乘积)总和最大化的原则。存活人年数总和的最大化事实上等同于人口预期寿命的最大化。

由于忽略个体和群体在健康方面的差异化需求,这类功利主义的政策取向饱受批评。事实上,如果一个多数群体掌握了权力或控制了资源,他们可能会追求完全符合他们利益的政策,而牺牲少数群体的利益,只要能保证存活人年数总和最大化,他们无须通过缩小健康方面的阶级不平等来有效地追求健康最大化目标。

(2)健康长寿愿景的均等化(平等主义)

这种观点认为,每个人在道德上都是平等的。因此,社会经济地位较高的人平均比社会经济地位较低的人活得更久、更健康,这本身就是不公平的。尊重人与人之间道德平等的原则意味着,人们应享有大致相同的美好生活愿景,包括长寿和健康的前景。因此,改善富裕者的健康状况就不如改善贫困者的健康状况来得有价值,因为从道德的角度来看,他们的利益同样重要,而因为他们的利益同样重要,所以我们应该寻求使他们关切的利益平等化,比如他们的健康。

这种观点可能最能体现出一种常见的直觉,即健康方面的阶级不平等在道德上是错误的。然而,这种直觉并不一定延伸到全面的平等主义,即消除收入、财富和其他资源的不平等。在健康领域,平等主义的基本原则是正义需要一个人们拥有大致平等的美好生活前景的社会。但是,这一原则远远超出了健康领域的范围。由于个人生活环境的不同,平等主义政策可能会将资源导向最需要帮助以实现长寿的个人,优先考虑的是确保每个人在生活中获得相同的能力来实现基本功能。

(3)最大限度地提高赤贫者的健康水平(帮扶贫困)

第三种观点认为,健康方面的阶级不平等本身并不是不公正的,不公正的是赤贫者的健康水平极差,而且这种情况是可以避免的。因此,要最大限度地提高赤贫者的健康水平。按照这种观点,正义并不关注人们在健康、福祉或者资源的相对地位,而是关注他们所处的绝对水平,致力于改善弱势群体的绝对健康水平。

根据这种观点,我们的目标应该是采取使赤贫者获得尽可能高的健康水平的社会政策,而不是以实现平等为目标。显然,旨在改善赤贫者健康状况的政策,在实践中必然会缩小健康状况的阶级不平等。但是,平等政策和帮扶贫困政策背后的动机完全不同。只有最大限度的平等政策才有理由优先考虑赤贫者,而不是关注所有健康方面的阶级不平等,包括中等富裕者和富裕者之间的不平等。

反映在死亡年龄(或寿命)分布上,"赤贫者"往往是那些夭折的人。因此,疏解贫困时应该优先考虑可能夭折的个体,也就是说要尽可能提高年轻个体的存活概率。这样能显著提高整体人口的预期寿命。另一方面,很多国家包括发达国家,老年人的贫困问题比其他年龄的人群要严重得多,这对于老龄化日趋严重的社会来说,无疑是一个巨大的挑战。从帮扶贫困的角度出发,改善老年人的生存概率无疑能改善和提高整个社会的福祉,并且促进健康公平。

(4)以公平为重,优先考虑最虚弱者(最低阈值)

这种观点认为,我们不应该优先考虑处于社会经济地位最底层的人,而应该优先考虑那些有最迫切需求的人,无论其处于哪个阶层。这种观点要求一种相对的权重:当我们在政策决定中平衡需求和其他因素(包括成本和效益)时,越迫切的需求得到越大的权重。给予需求相对而非绝对的优先权,也避免了"最大化"的弊端,即忽视了除最贫困者之外的所有人的健康状况。在这种观点看来,健康方面的阶层不平等不应该是关注的焦点。不过,由于最低阶层更有可能有迫切需求,因此,这种政策的实际效果将是减少阶级不平等,促进整体健康及其公平的改善。

15

这四种健康平等的原则,主要区别在于是否能改变健康或寿命的不平等。功利主义完全忽略死亡的年龄分布,只追求存活人年数总和的最大化。平等主义旨在使个人的预期寿命均等化,可以减少寿命不均等。帮扶贫困和最低阈值的框架并没有直接涉及寿命不均等。不过,对于死亡率高且需求迫切的老年人来说,后两种取向的政策会改变死亡的年龄分布,从而降低寿命不平等。

各国历史、文化、政治和价值观等方面的差异会反映到促进健康公平的政策制定中,其中包括对上述四种健康公平原则的不同侧重。

2.2　寿命不均等的度量指标

为了更深入地了解死亡的年龄模式,描述寿命分布的离散情况是对平均寿命的自然补充。测量寿命分布离散情况的指标被用来描述和比较群体寿命的不确定性,如生存曲线的矩形化(rectangularization)。寿命离散度指标还可用于研究老年人的死亡率是被压缩还是推移到更高年龄。除了研究目的的不同之外,由于针对的年龄范围不同以及指标设计不同,这些指标通常很难直接比较。

也有少数研究考察这些指标的可比性。研究发现,这些指标之间高度相关,在大多数情况下可以互换。但是几乎没有研究关注这些指标的潜在敏感性,也就是在什么情况下不能忽视这些指标的差异。不同的指标反映的是某个不平等的概念或社会偏好对不同年龄的死亡率的差异影响,但是关于为什么选择这种指标而不是那种指标的研究却极为少见。仅有的例外是世界卫生组织(WHO)在 2000 年的《世界卫生报告》中尝试使用经专家修正的类似基尼系数的指标量化个体间的寿命不平等。

我们首先介绍死亡导致的寿命损失这个指标,然后介绍其他衡量寿命不均等的指标。与其他指标相比,死亡导致的寿命损失具有优良的数学特性,可以借助数学和人口学方法进行深入分析。另外,这个指标具有明确的人口学含义,例如,$e^\dagger = 15$ 说明该人口因死亡导致的(预期)寿命损失为 15 年(Vaupel et al.,2009)。

2.2.1　死亡导致的寿命损失

"死亡导致的寿命损失"(life lost due to death,简称寿命损失)定义如下:

$$e^\dagger = \int_0^\omega e(x) f(x) dx \qquad (2.1)$$

其中 $e(x) = \dfrac{1}{l(x)} \int_x^\omega (y-x) f(y) dy$ 是 x 岁人口的预期寿命;

$l(x) = \exp\left(-\int_0^x \mu(a) da\right)$ 是从出生存活到 x 岁的概率(也即 x 岁的存活人数),$\mu(x)$ 是 x 岁的死亡率,二者的乘积 $f(x) = l(x)\mu(x)$ 就等于那些在 x 岁死亡的人数,并且有 $\int_0^\omega f(x) dx = 1$,$\omega$ 是最高存活年龄。

对于寿命损失的定义,可以作如下理解:对于活到 x 岁的人来说,他们将来预期能够存活 $e(x)$ 年;在这些活到 x 岁的人中,有一部分在 x 岁死亡(死亡率为 $\mu(x)$),这部分人将无法享受这 $e(x)$ 年的预期寿命,也就是说,死亡夺走了他们本来可以拥有的 $e(x)$ 年寿命。由于 x 岁的死亡人数为 $f(x)$,所以死亡从 x 岁的死者身上夺走的预期寿命就等于 $e(x)f(x)$ 年。把各年龄被死亡夺走的预期寿命加总(即公式 2.1 右边的积分),就得到全部年龄(等价于全部人口)因死亡而损失的预期寿命。如果大多数人的死亡年龄比较集中,那么 $e^\dagger$ 就比较小,表明寿命不均等程度较轻;当死亡年龄分布比较分散时,则 $e^\dagger$ 较大,即寿命不均等的情况较严重。

2.2.2　其他寿命不均等指标

除了上述中的死亡导致的寿命损失指标,还有一些可以刻画寿命分布离散程度的指标:

基尼系数(Gini coefficient)在经济不平等研究中经常使用。它的范围从 0 到 1,数字越大表示经济越不平等。死亡年龄的基尼系数其实是死亡年龄的平均个体差异除以预期寿命,取值范围也是 0~1,数值越大表示寿命不均等的程度越高(Shkolnikov et al.,2003)。

泰尔指数(Theil index)和**对数偏差均值**(mean logarithmic deviation)都是基于死亡年龄分布的熵,由泰尔在 20 世纪 60 年代从信息论中发展而来(Theil,1967)。分布的熵衡量的是明确抽样结果所需的信息量;如果每个人都在相同的年龄死亡,就不需要任何信息,基于熵的衡量标准就为零。虽然熵与不平等指标具有相关性,但这两个指标都没有直观的人口学解释。

寿命标准差 S(即死亡年龄的标准差)、**寿命方差 V**(即死亡年龄的方差)和**四分位间距 IQR**(即第三个和第一个四分位点对应的死亡年龄之差)是统计学中测量变量的离散程度的指标在寿命不均等测量中的应用,反映的是距离概念,也不具有直观的人口学解释。

由于这些指标来自不同的学科,在选择指标的时候需要明确在测量寿命不均等时哪些特性是重要的。寿命的分布不同于收入的分布,死亡的最高年龄主要受生物过程支配,与平均预期寿命的绝对差异不会很大,但是最高收入与收入的中位数可能存在巨大的差距。死亡年龄的双峰模式[①]也可能会使得这些非人口学指标的有效性受到质疑,特别是在比较历史人口和现在发展中国家的死亡年龄与平均预期寿命时,两者的双峰

---

① 死亡年龄通常在婴儿和老年阶段出现高峰,所以称为双峰模式。

模式呈现出非常不同的特征。

　　具体选择什么指标主要取决于研究目的。寿命方差、泰尔指数和对数偏差均值可以分解为组间差异与组内差异之和。这种分解方法用于确定组间差异占总差异的比例。基尼系数也可以进行这样的分解,但是会包含一个重叠项。对数偏差均值也可以进一步对时间维度上的变化进行分解,以说明组间差异和组内差异随时间的变化。寿命损失 $e^\dagger$ 与预期寿命存在一定的关联,即与年龄别死亡率的平均下降速度的乘积等于预期寿命的导数。

　　选择衡量标准的另一个考虑是,要使用绝对不平等指标还是相对不平等指标。例如,在测量 15 岁以上寿命不均等时,可以使用死亡年龄(比如用寿命方差指标),也可以使用 15 岁之后各年龄的预期寿命(即余寿)。就绝对指标来说,由于各项可相加,所以某年龄寿命增加不会对基于年龄和余寿的指标造成影响。但是如果使用相对指标,各年龄寿命增加,会改变各年龄的余寿分布,只有当各年龄余寿等比例增加(proportional gains)时,使用相对指标才不会受到影响。加法测量的优点是更容易解释,因为它们通常是以年为单位表示的。

　　需要注意的是,不同指标对不同年龄死亡率的敏感性存在一定差异。在死亡率转变的不同阶段,不同年龄死亡率的下降速度是不一样的,比如,在早期是以婴幼儿死亡率下降为主,而近 20 多年则是以老年死亡率下降为主。所以,对处在不同阶段的人口来说,不同指标可能会由于对年龄死亡率变化的敏感度不同而呈现出不同的结论(Van Raalte et al., 2013)。

　　尽管学科背景和属性有所不同,但是上述 7 个指标均可以推导出由于死亡的年龄模式变化导致的寿命离散度的一般形式。这些指标彼此高度相关,寿命不均等与其他指标的相关性在女性中不低于 0.966,在男性中不低于 0.940。在这个意义上,寿命不均等与其他指标可以相互替代。

由于指标对寿命分布中不同年龄段的死亡率的敏感性有所不同,使用其他指标会导致国家的排名发生一些变化,但是变化很小(Vaupel et al.,2011)。

2.3 临界年龄: 寿命不均等变化的关键

无论是从 19 世纪以来人类死亡率的历史资料还是世界各国的横截面数据来看,寿命不均等与预期寿命之间都存在高度的负相关关系(Wilmoth et al.,1999;Edwards et al.,2005;Smits et al.,2009;Vaupel et al.,2011)。这一发现具有非常重要的政策含义,即公平程度越高的社会,其成员的寿命越长。但是,这种简单的关系并不能解释 20 世纪 90 年代后像日本这样预期寿命很高的国家出现的寿命不均等加剧的情况。

Zhang 和 Vaupel(2009)揭示了寿命均等变化的人口学机制,即死亡率下降对寿命不均等的影响取决于一个临界年龄:在这个年龄之前的死亡率下降会降低寿命不均等,而这个年龄之后的死亡率下降却会提高寿命不均等。当临界年龄之前的死亡率下降起主导作用时,预期寿命的提高与寿命不均等的下降将会同时出现,而这正是在从 19 世纪中叶以来人类绝大部分时间所经历的过程(Zhang et al.,2009)。直到 20 世纪 90 年代,像日本这样的长寿国家进入了死亡率转变的第四个阶段(Olshansky et al.,1986),老年人死亡率下降成为主导因素,使得寿命不均等下降出现停滞甚至轻微上升。因为传统的寿命不均等指标不能正确地反映死亡率转变的第四个阶段,所以 20 世纪 90 年代日本预期寿命与寿命不均等都有增长的现象曾一度难以得到很好的解释(Zhang et al.,2009)。

临界年龄的发现来自对寿命不均等指标的扰动分析(perturbation analysis)。根据公式(2.1),考虑一个扰动,通过一个大小为 s 的单一负数步长函数改变累积危险函数,即 $H(a) = \int_0^a \mu(x)dx$ 是死亡风险累积函数,且 $H(0) = 0$。这里用 $e_s^\dagger$ 作为在扰动情况下寿命不均等的对应值,于是得到:

$$k(a) = \frac{1}{l(a)} \frac{d\,e_s^\dagger}{ds}\bigg|_{s=0} = e^\dagger(a) + e(a)(H(a) - 1) \qquad (2.2)$$

其中 $e^\dagger(a) = \int_a^\infty e(x)d(x)dx/l(a)$ 表示在活到 a 岁的人中因为死亡而损失的预期寿命。在那些 $k < 0$ 的年龄,死亡率降低会减少寿命不均等;在其他 $k > 0$ 的年龄,死亡率下降则会增大寿命不均等。

Zhang 和 Vaupel(2009)证明,如果 $e^\dagger/e(0) < 1$,则存在临界年龄 $a^\dagger > 0$,使得当 $a < a^\dagger$ 时,$k(a) < 0$;当 $a > a^\dagger$ 时,$k(a) > 0$。如果 $e^\dagger/e(0) = 1$,则 0 岁死亡率下降不会改变寿命不均等,但是任何大于 0 岁的死亡率下降都会让寿命不均等增大。此外,如果 $e^\dagger/e(0) > 1$,在任意年龄段的死亡率下降,都会增大寿命不均等。证明利用了公式 $k(0) = e^\dagger - e(0)$。值得注意的是,生命表熵正好等于 $e^\dagger/e(0)$ (Keyfitz, 1977;Mitra, 1978;Goldman et al., 1986;Vaupel, 1986)。如果生命表熵小于 1,则 $k(0) < 0$;如果生命表熵等于 1,则 $k(0) = 0$;如果生命表熵大于 1,那么 $k(0) > 0$。

对于生命表熵小于 1 的人口来说,要计算临界年龄 $a^\dagger$,其满足 $e^\dagger(a) = e(a)(1 - H(a))$。利用统计软件广泛使用的插值程序,可以很容易地获得 $a^\dagger$。虽然预期寿命 $e(0)$ 和临界年龄 $a^\dagger$ 之间并没有内在的联系,但历史数据表明,近 100 多年来,$a^\dagger$ 通常与 $e(0)$ 的绝对值相差 2 岁左右(Zhang et al., 2009)。

Zhang 和 Vaupel(2009)计算了 1840—2009 年人类死亡率数据库中所有 5 830 个生命表的 $k(0)$ 值。虽然绝大多数人口的生命表熵都是小于 1,但是也有小部分人口,由于婴儿死亡率太高,所以生命表熵也会大于 1，这时 $k(0) > 0$。 在上述计算的生命表中，$k(0)$ 值最接近 0 的是 1911—1921 年的印度女性人口，这个人口的 $e(0) = 23.33$，$e^\dagger = 23.08$，于是有 $k(0) = -0.22$，生命表熵为 0.99。 此外，Goldman 和 Lord（1986）提供了两个生命表的例子，$k(0)$ 为正，而生命表熵超过 1。这两项研究都涉及 1929—1931 年间中国农村地区的特定人群，一项是针对女性的（Barclay et al.，1976），另一项是针对男性的（Coale et al.，1983）。其中中国女性人口，$e(0) = 21.00$，$e^\dagger = 21.73$，生命表熵为 1.03；中国男性人口，$e(0) = 17.43$，$e^\dagger = 22.17$，生命表熵为 1.27。确定生命表熵大于、等于或小于 1 的条件将会非常有趣。虽然人类群体的生命表熵可能很少超过 1，但对于某些非人类物种或某些机器或设备来说，这可能是普遍现象。

根据临界年龄 $a^\dagger$，死亡率下降导致的寿命不均等变化可分解为两个组成部分：

$$\dot{e}^\dagger(t) = \frac{d\,e^\dagger(t)}{dt} = \int_0^{a^\dagger(t)} k(a,t) f(a,t) \rho(a,t) da$$

$$+ \int_{a^\dagger(t)}^{\omega} k(a,t) f(a,t) \rho(a,t) da \tag{2.3}$$

其中，$\rho(a,t) = -\dfrac{d\mu(a,t)}{\mu(a,t)dt} = -\dfrac{d\ln\mu(a,t)}{dt}$ 是年龄为 a 死亡率降低的变化率。公式（2.3）的右边两项，第一项代表较年轻的死亡率下降对寿命不均等产生的压缩作用，而第二项代表老年死亡率降低产生的增强作用，二者的相对大小决定了对应人口的寿命不均等是增大还是减小（Zhang et al.，2008）。

类似的，人口出生预期寿命也可以分解成两个部分：

$$\dot{e}(0,t) = \int_0^{a^\dagger(t)} e(a,t) f(a,t) \rho(a,t) da$$

$$+ \int_{a^\dagger(t)}^{\omega} e(a,t) f(a,t) \rho(a,t) da \tag{2.4}$$

其中,第一项描述了避免早期死亡对 $e(0)$ 增加的贡献,而第二项描述了降低老年人口或高龄人口死亡率的贡献。结合公式(2.3)和公式(2.4),Vaupel 等(2011)发现,预期寿命增长最多的正是那些通过降低年轻人死亡率而成功缩小人口寿命不均等的国家。

第三章
中国人口死亡率数据调整[①]

　　高质量历史数据的缺乏一度困扰着中国的死亡率研究。较早的现代人口统计学意义上的人口死亡率数据来自 1929—1931 年对中国农村的一次调查(Barclay et al.,1976)。之后中国深陷战争和社会动荡,鲜有更深入的研究,直到 1949 年新中国成立。1949 年以来,中国进行了 7 次全国人口普查,但从 1982 年人口普查时才开始收集人口死亡数据,人口学者通过人口学方法对历史数据进行了重新估算(翟振武,1989;Coale,1991;李成等,2022),由此让中国拥有可靠死亡率数据的时间向前延伸至 20 世纪 50 年代。截至 2020 年第 7 次全国人口普查,中国有了约 70 年的死亡率数据。此外,中国还进行了大规模流行病学调查(如 1975 年癌症流行病学调查),尤其是近 20 年来,不仅一些大规模社会调查收集了死亡数据,2004 年之后,中国疾病控制与预防中心还开始提供全国死因监测数据。这些调查数据提供了丰富的个人社会经济甚至资源环境的信息,从而能深入研究人口死亡率和健康长寿的影响因素和机制,这是对全国人口普查数据一个极为重要的补充。

　　1982 年以来的人口普查资料都存在程度不同的死亡漏报。1982 年人

---

　　① 本章出处:张震,戴志杰,杨菁.二维死亡模型对中国人口死亡模式的适用性研究[J].中国人口科学,2017(1).

口普查提供的人口死亡数据质量较高,除婴儿和老年人死亡率略有低估外(黄荣清,1994),其他年龄的死亡率可以直接应用于分析研究(游允中,1984)。但是,1990 年以来的历次人口普查都存在较严重的婴幼儿和老年人死亡漏报,成年人年龄段也存在漏报,不过漏报率相对低得多(张二力等,1992)。

3.1 以往的死亡率数据调整

在数据条件非常有限的情况下,死亡率间接估计一度成为中国死亡率研究的重要手段,广泛见诸中国人口死亡率相关的国内外文献。间接估计的基本思想是,利用部分的可靠信息去估计更多、更完整的信息,其有效性源自人类死亡率的一个重要特点,即某一人口中不同年龄间的死亡率通常具有较稳定的强相关性。这是因为各年龄的人群都处在一个共同的环境(包括自然环境、社会经济状况、医疗技术条件、文化制度等)中,共同面对这些外部条件对应的死亡风险(或高或低)。虽然年龄、性别以及其他特征会促成人口异质性,但是这并不影响生存环境对各年龄人群产生相似的影响。另一方面,由于人类生存的环境千差万别,不同区域人口不仅死亡率水平有差距,而且死亡率模式也有不同。根据这些观察,人口学者从各地区收集到的质量可靠的生命表中,按地区或按时间进行聚类分析,得到一系列能反映不同死亡率水平和年龄模式的模型生命表,比较有代表性的是寇尔-德曼模型生命表(Coale et al.,1983,简称 C-D 模型生命表)、联合国发展中国家模型生命表(United Nations,1982,简称 UN 模型生命表)等。根据这些模型生命表,把收集的可靠信息(如婴幼儿死亡率、成年人死亡率等)作为输入变量,找到合适的模型生命表,继而得到一套完整年龄的死亡率。另外,选择一个模型生命表作为基准,还能借助布拉斯关联模型(Brass,1971)分析实际死亡率与标准死亡率的偏离情况。基于布拉斯模型的一些扩展(Murray et al.,2003)被世界卫生组织采用以估算各国的生命表。基本上,这些方法都是从人类死亡率的历史数据中归纳出反映各地区人口死亡率特征的经验模型。利用这些方法对一个人口的死亡率进行估算的准确程度,就取决于选取的模型能在多大程度上反映该研究人口的死亡率模式。

基于模型生命表的间接估计对中国人口死亡率研究起到了极大的推动作用。不过,在诸多间接估计方法中,哪些比较适用于中国人口? 这个问题一直没有经过缜密的考察。中国的死亡率研究文献中比较常见的有C-D模型生命表和UN模型生命表,也有部分研究使用蒋正华中国区域生命表(蒋正华,1990)。问题是,不同模型生命表之间或同一个模型生命表的不同模式(如寇尔-德曼生命表的西区和东区)之间并不存在平滑过渡的机制,即使在估计结果上(比如预期寿命)差别不大,但是不同的生命表所对应的死亡率模式差异很难得到一致的解释。重要的是,这种在选择模型生命表或间接估计方法上存在的主观性甚至随意性,可能会对中国的死亡率研究或更广泛的人口健康研究造成不利的影响,因为作为基础性的死亡率信息如果存在太多的不准确或不一致,那么基于这些信息而形成的理论和政策以及对未来趋势的判断将面临脱离实际的风险。

伴随着人类死亡率演变进程中出现的新特点和新趋势,近年来间接估计领域有了新的进展。1950年以来,绝大多数国家人口的死亡率水平都在持续下降,包括中国在内的一些发展中国家也步入较低死亡率国家的行列。Coale 等(1983)认为,基于30～40年前死亡率数据建立的C-D模型生命表或UN模型生命表,已经无法反映处于低死亡率(如婴儿死亡率低于50‰)的现代人口的死亡率模式,使用这些生命表将会造成年龄别死亡率的误估。为此,Clark 和 Sharrow(2011)遵循模型生命表的原理,以人类死亡率数据库(HMD)为基础重新通过聚类分析得到一套能反映现代(西方发达国家)人口死亡率水平的模型生命表(简称C-S模型生命表)。Wilmoth 等(2012)从1840年以来HMD数据中发现,0～4岁死亡概率(对数值)与各年龄别死亡率(对数值)之间有显著的正相关关系，更准确地说是存在二次项关系(并非简单的线性相关)。基于这些研究，他们提出二维死亡率模型(a flexible two-dimensional mortality model)，选择一个或两个输入变量(因此称之为"二维")就可以估算完整年龄的死亡率。研究发现该模型的拟合效果(精度)要好于前面提及的那些间接估计方法，而且具有数据要求低、数据选取灵活的特点，这对缺乏详尽死亡率数据的人口研究来说非常具有吸引力。问题是，该模型是在主要涵盖西方国家的 HMD 数据基础上发展而来的，其对于中国人口的死亡率模式的适用性还需要进一步的考察和验证。

本章利用中国 1982 年人口普查收集的死亡率数据，考察二维死亡率模型在估计中国人口死亡率中的适用性。通过此项研究，我们希望能为中国死亡率间接估计领域的研究提供一些有益的参考。

3.2　二维死亡率模型

基于 HMD 提供的高质量数据，Wilmoth 等(2012)考察了 1840 年以来人类各年龄别死亡率的相关性后发现，0～4 岁死亡概率(对数值)与各年龄别死亡率(对数值)之间均有着显著的正相关关系，且呈二次项关系。由此，他们提出了二维死亡率模型：

$$\log(m_x) = a_x + b_x h + c_x h^2 + v_x k \tag{3.1}$$

其中，m_x 为年龄区间 x 的死亡率，$x = 0$，$1 \sim 4$，$5 \sim 9$，$\cdots$，$80 \sim 84$，$85+$，h 为 0～4 岁死亡概率的对数即 $\log(_5q_0)$，a_x 为截距项，b_x、c_x、v_x 为对应的各变量的参数。模型中的变量 k 反映的是死亡率模式中成年人死亡率的作用。

Wilmoth 等从 HMD 中挑选出 719 张质量较高、能较好反映人类死亡率模式的生命表,并使用二维死亡率模型估算出一套模型经验系数值用于拟合死亡率数据。这样一套系数很好地概括了过去 160 多年间人类死亡率模式及其变化,在对实际数据的拟合中发现效果好于其他的死亡率间接估计模型。

二维死亡率模型主要有以下优点:首先,二维死亡率模型把婴幼儿和成年人的死亡概率都纳入了模型中,相对于以往的死亡率模型效果更好。与寇尔-德曼模型生命表和联合国模型生命表相比,该模型更适合于估计以较低儿童死亡率为主要特点的现代人口死亡率,估计误差也要小于世界卫生组织的生命表方法。其次,二维死亡率模型有很高的灵活性,对高质量数据的要求较少,在模型参数经验值已经估算出来的基础上,只需要在 $_1q_0$（或 $_5q_0$）、$_{35}q_{15}$（或 $_{45}q_{15}$）、k 和 e^0 这几个参数中选出两个作为输入参数（entry parameters）,就能估算完整的年龄别死亡率以及整套的生命表。

3.2.1　模型构造的适用性

根据 Wilmoth 等（2012）提出模型的逻辑,我们计算了 1981 年中国 27 张生命表人口分性别 0～4 岁死亡概率对数值和年龄别死亡率对数值的相关系数（见表 3-1）。可以看到,较低年龄的相关系数非常高,随着年龄逐渐提高（或说与 0～4 岁的距离渐远）,对应的死亡率与 0～4 岁死亡概率的相关性也逐渐下降,到老年阶段已经非常小。这与 Wilmoth 等发现的模式基本相似。

表 3-1　1981 年中国各省区市 $\log(_5q_0)$ 与 $\log(_nm_x)$ 相关系数（$n=27$）

年 龄 段	女 性	男 性
0	0.995	0.995
1～4	0.978	0.967

年 龄 段	女 性	男 性
5～9	0.947	0.879
10～14	0.909	0.901
15～19	0.786	0.841
20～24	0.766	0.781
25～29	0.850	0.796
30～34	0.850	0.767
35～39	0.829	0.770
40～44	0.806	0.600
45～49	0.608	0.500
50～54	0.449	0.403
55～59	0.458	0.341
60～64	0.486	0.286
65～69	0.383	0.131
70～74	0.431	0.232
75～79	0.321	0.159
80～84	0.224	0.163
85＋	—0.172	—0.197

　　其次,模型(3.1)设立二项式的依据在于,$_5q_0$与其他年龄死亡率存在一定的非线性关系。图 3-1 是在 Wilmoth 等(2012)原文图 2 的基础上添加了中国数据(CN 数据)后的情况,图中的实线是二项式方程的拟合值。从中可以看到,15 岁以下组的中国数据拟合曲线与 HMD 相互重叠。除了 80 岁以上组,中国数据拟合曲线趋势的方向与 HMD 的基本一致。虽然拟合函数的凸凹性略有不同,但是模型(3.1)中的二项式能够刻画这些函数的特征,由此反映中国各省区市婴幼儿死亡率与成年死亡率之间关系的特点。

30

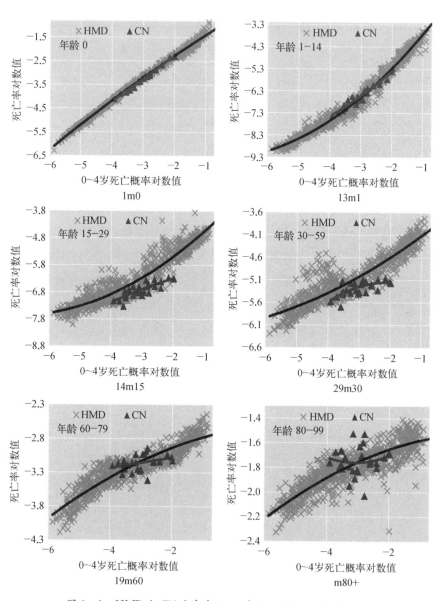

图 3-1　HMD 和 CN 生命表 0～4 岁死亡概率(对数值)与各
年龄组死亡率(对数值)的相关性,男女合计

模型(3.1)变量 k 用于刻画相同死亡率模式下的不同成年人死亡率水平。k 是刻画实际年龄别死亡模式和典型的年龄别死亡模式偏离的方向和程度的变量,从 HMD 数据库中的生命表数据来看,k 一般取值为 -2。在相同的婴幼儿死亡率下,成年人死亡率的差异可以用 k 值来体现。对于中国来说,由于区域人口发展的阶段性,各地区处在死亡率转变的不同阶段(例如西部地区与东部沿海),婴幼儿死亡率与人口死亡率的变化呈现一定的梯度特征,如郝虹生等(1988)和任强等(2005)就根据死亡率水平把中国各省区市归为不同的类别。从模型设计的思想来看,模型(3.1)的参数 k 能够刻画中国死亡率区域差异较大、死亡率转变阶段存在一定差序的特点。

基于上面分析,我们认为模型(3.1)的函数形式在理论上是适于分析中国人口死亡率模式的。

3.2.2　经验系数的差异

基于不同的原始数据,二维死亡率模型能得到不同的经验系数,由此反映年龄别死亡率之间的内在关联。我们使用与 Wilmoth 等(2012)同样的方法,通过回归与奇异值分解得到二维死亡率模型中各年龄组对应的经验系数 a_x、b_x、c_x、v_x,分别称为 HMD 系数和 CN 系数。图 3-2 是基于 HMD 和 CN 数据估算的二维死亡率模型系数经验值,其中的实线、虚线分别表示 HMD 和 CN 的系数,三角和方框分别为女性和男性。

无论是女性还是男性,CN 系数的 a_x、b_x、c_x 在儿童和老年阶段都与 HMD 系数比较接近,但是在 20~55 岁阶段却存在显著的差异。系数 v_x 存在明显的性别差异,CN 系数的女性与 HMD 比较接近,但是男性的差别却非常明显。从国际经验系数的年龄分布来看,中国人口年龄别死亡率之间的关系与 HMD 国家人口的情况确实存在很大差异。由于模型(3.1)在估计年龄别死亡率时要适应这些系数,所以系数上所呈现的年龄

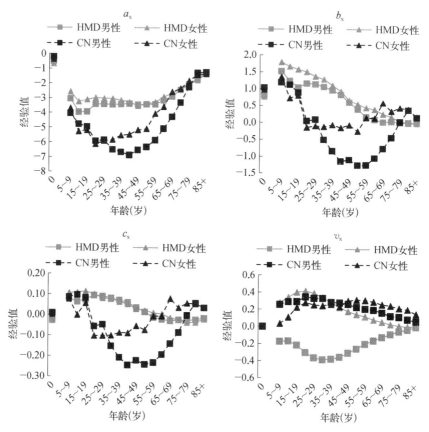

图 3-2 基于 HMD 和 CN 数据估算的二维死亡率模型系数经验值

说明：实线、虚线分别表示 HMD 和 CN 的系数，三角和方框分别表示女性和男性。

模式差异将会进一步体现在模型拟合效果上。即使不看实际的拟合效果，仅从系数差异上，我们也能预计到分别使用 CN 系数和 HMD 系数得到的死亡率估计一定会存在差异，问题只是差异的大小和孰优孰劣。

3.2.3　拟合效果的比较

模型的适用性最终归结为模型拟合效果的好坏。我们的研究发现，二维死亡率模型能对 1981 年中国人口死亡率进行很好的拟合，而且基于

CN 系数的拟合效果优于 HMD 系数。

本节用中国 1981 年 27 个省区市分性别的 0～4 岁组死亡概率$_5q_0$和 15～59 岁组死亡概率$_{45}q_{15}$作为输入参数,使用二维死亡率模型估算出各省区市对应的生命表,并将所得生命表中的年龄别死亡率估计值与其实际值比较。以北京为例,如图 3-3 所示,圆点是实际年龄别死亡率的实际观测值,实线和虚线分别表示根据 CN 系数和 HMD 系数估算的年龄别死亡率。可以看到,两组系数的拟合值都能很好地刻画死亡率的年龄模式,但是基于 CN 系数的死亡率拟合更准确。HMD 系数的估计值在老年阶段出现低估,而对 5～19 岁男性死亡率的低估更为明显。

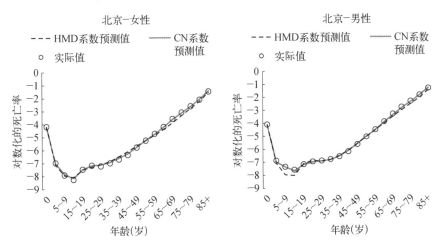

图 3-3 基于 HMD 和 CN 系数的二维死亡率模型对
1981 年北京男性、女性死亡率的拟合

尽管从拟合图形我们可以获得形象的比较,但是更准确地衡量模型的拟合效果还需要借助模型估计值与实际观察值的均方误(root mean squared error,RMSE)。均方误的数值越小,表明估计值与实际值的差距越小,模型拟合效果越好。原则上,可以对每个年龄的死亡率计算均方误,不过那样会使得结果的呈现显得比较细碎。因此,我们按照通常的习惯,选取几个有代表性的生命表函数指标计算其均方误,包括 0 岁预期寿命 e^0,以及 0 岁、15～59 岁和 60～79 岁死亡概率,分别代表了整体人口死亡率水平,婴儿,成年人和老年人的死亡风险。

表 3-2 所示是分性别的 HMD 系数和 CN 系数在不同输入参数组合情况下的均方误。为了能对模型(3.1)拟合效果的优劣有更好的判断,在表 3-2 下半部还列出使用 C-D 模型生命表西区模式、UN 模型生命表远东模式和新近的 C-S 模型生命表得到的拟合值的均方误。从表 3-2 的数据中可以有多个发现。

首先,无论何种参数输入方式,基于 CN 系数的死亡率估算值的均方误都小于 HMD 系数(当所考察的指标为输入变量时,均方误为 0),说明从中国人口死亡率原始数据得出的 CN 系数确实更能体现中国人口死亡率模式的特点,也表明模型(3.1)对于经验系数有一定程度的依赖性。

其次,双参数二维死亡率模型的拟合效果要好于单参数,但是即使是单参数,二维死亡率模型的表现也非常出色。考虑到两个输入参数就意味着给模型提供了更多的信息,有较好的拟合效果是完全可以理解的。在使用婴幼儿和成年人死亡概率的情况下,即使是基于 HMD 系数的拟合效果也要好于基于 CN 系数的单参数模型。这从一定程度上说明,二维死亡率模型对于成年人死亡率的倚重。但是,这并不意味着,单参数模型的效果就差到不能接受。事实上,无论是仅用 $_5q_0$ 还是 $_1q_0$,基于 CN 系数的单参数二维死亡率模型的各指标的均方误都小于表 3-2 中列出的几个模型生命表,基于 HMD 系数的单参数模型拟合的指标均方误,除了女性 $_{20}q_{60}$ 和男性 $_{45}q_{15}$ 略大于 C-D 模型生命表和 C-S 模型生命表以外,其他的都小于其他模型。基本上,二维死亡率模型是目前为止在单个参数输入情况下能有最好拟合效果的模型。

最后,二维死亡率模型的拟合效果明显好于其他几种方法,无论使用何种系数和参数组合。考虑到输入参数的数量对拟合效果的影响,我们重点关注使用同样输入变量的模型比较。（1）使用 $_5q_0$ 作为输入参数的 C－D 模型生命表西区模式和 UN 模型生命表远东模式与同样使用 $_5q_0$ 的二维死亡率模型。从表 3－2 可以看到，后者的拟合精度明显高于前者。而且，C－D 模型生命表西区模式的效果要好于 UN 模型生命表远东模式，这也是该模型在中国应用较多的原因。（2）同时使用 $_5q_0$ 和 $_{45}q_{15}$ 作为输入变量的 C－S 模型生命表与双参数二维死亡率模型，后者的拟合效果显著好于前者。有意思的是，在 Clark 等（2011）的研究中，他们发现 C－S 模型生命表与二维死亡率模型在拟合 HMD 数据中的表现不相上下，都远远好于其他间接估计方法（包括模型生命表、关联模型及其扩展模型）。不过该生命表在用于中国人口时效果却远不如二维死亡率模型，甚至不如基于 CN 系数的单参数模型。

表 3－2　二维死亡率模型及其他方法拟合的
e^0，$_1q_0$，$_{45}q_{15}$ 和 $_{20}q_{60}$ 均方误（RMSE）

	女　性				男　性			
	e^0	$_1q_0$	$_{45}q_{15}$	$_{20}q_{60}$	e^0	$_1q_0$	$_{45}q_{15}$	$_{20}q_{60}$
二维死亡率模型								
使用 $_5q_0+_{45}q_{15}$								
HMD 系数	0.789	0.003	0	0.056	0.573	0.003	0	0.045
CN 系数	0.590	0.002	0	0.036	0.447	0.002	0	0.032
仅用 $_5q_0$								
HMD 系数	2.421	0.003	0.043	0.066	2.796	0.003	0.070	0.044
CN 系数	1.470	0.002	0.021	0.056	0.937	0.002	0.016	0.037
仅用 $_1q_0$								
HMD 系数	2.308	0	0.042	0.065	2.621	0	0.068	0.044
CN 系数	1.463	0	0.021	0.055	0.997	0	0.018	0.037

续　表

	女　性				男　性			
	e^0	$_1q_0$	$_{45}q_{15}$	$_{20}q_{60}$	e^0	$_1q_0$	$_{45}q_{15}$	$_{20}q_{60}$
C-D西区模式 仅用$_5q_0$	2.628	0.003	0.051	0.065	2.270	0.003	0.057	0.054
UN远东模式 仅用$_5q_0$	4.881	0.003	0.111	0.103	5.288	0.003	0.141	0.098
C-S模型生命表 使用$_5q_0+_{45}q_{15}$	3.796	0.020	0.038	0.058	3.342	0.015	0.070	0.112

36

3.3　小结

本章考察了二维死亡率模型对于中国人口死亡率估计的适用性。我们发现,该模型的设计逻辑能反映中国人口死亡率的发展特点。与其他模型的拟合效果的对比显示,该模型优于其他间接估计方法。而且,从中国死亡率数据中得到的经验系数能更好地反映中国人口死亡率的特点,估计效果也最好。这意味着,在缺乏足够的年龄别死亡率时,借助反映中国人口死亡率模式的背景信息(即模型系数的中国经验值),能使死亡率估计的效果得到很大的提升。虽然二维死亡率模型在输入参数上具有很大的灵活性,但是双参数模型的拟合效果明显好于单参数模型。相比而言,二维死亡率模型的拟合效果显著好于模型生命表,即使是新近发展的、能反映现代死亡率水平的C-S模型生命表也不例外。总之,二维死亡率模型能够用于中国人口死亡率的间接估计,并且基于中国经验系数能得到非常好的拟合效果。

值得一提的是,二维死亡率模型的提出、构建和验证主要是基于

HMD 的历史数据,其中也包括日本和中国台湾地区近 50 多年的死亡率数据,因此该模型能在一定程度上反映东亚人口的死亡率模式。其关键问题是,在只有部分的可靠信息(如婴幼儿死亡率)的情况下,二维死亡率模型能否对中国的年龄别死亡率进行有效的估计(拟合)。从前面的分析中我们知道,答案是肯定的,而且与其他方法相比,该模型的拟合效果是最好的。这意味着,根据卫生部门收集的可靠的婴幼儿死亡率,我们就可以用这个模型去估算人口的完整生命表,这对非普查年份和省级以下区域的人口死亡率估计有着极其重要的意义。但是,本研究没有回答,假如婴幼儿死亡率有漏报,二维死亡率模型能否对漏报进行有效的判断并给予正确的修正。事实上,作为一种间接估计的方法,二维死亡率模型能胜任的工作是在已有的部分信息是可靠的前提下,准确地估算更多、更完整的信息。从模型本身来说,它并不能判断输入变量是否准确。不过,考虑到这个模型在反映中国人口死亡率模式上的出众表现,我们将会考虑在其基础上进行必要扩展的可能性。

第四章
中国人口死亡率转变历程

　　作为人口动态的三个驱动要素之一,死亡对人口演变具有重要的影响。19 世纪后期开始的死亡率下降触发了生育率下降,并由此开启全球化的人口转变。进入 21 世纪,随着越来越多的国家进入低生育率的行列,死亡率对人口变化尤其是人口老龄化的重要性愈发凸显。而且,死亡率下降意味着人口生存状况的改善,是个人和社会都在追求的目标之一。对健康与长寿的追求贯穿整个人类的文明史,近 150 年来人类预期寿命稳定增长标志着人类生存状况的持续改善,是人类文明迄今为止最伟大的成就之一,降低死亡率和改善健康也一再被联合国列入"千年发展目标"和"人类可持续发展目标"。

　　始于 19 世纪的死亡率转变对人类社会产生着深刻和广泛的影响,但是直到 20 世纪 50 年代,死亡率研究才进入众多学科的视野,包括人口学和历史人口学、医学和医学史、公共卫生、流行病学、生物学、人类学、经济学和社会学等都试图了解人类死亡率变化历史、机制及未来趋势。没有任何其他话题能引起如此多的学科兴趣和跨学科研究(Riley,2001)。近 20 多年来,中国死亡率研究也取得很大的进展,多学科交叉研究从多角度、多层面考察中国人口死亡率的变化历程,并对其影响因素及相关机制进行了深入的探讨。这些研究成果不但揭示了中国在健康改善上付出的努力及取得的卓然成就,而且也发现中国医疗卫生体制改革中出现的问题,为中国健康事业的顺利发展提供了极其重要的政策参考。

回首新中国 70 多年的发展历程,我们试图从各个领域的研究发现中梳理出一个系统的认识框架。基于这个框架,我们能够回答一些基本的问题,例如,作为一个人口庞大的发展中国家,中国是如何做到在资源匮乏、技术短缺等不利条件下实现人口健康水平的持续、快速改善的? 中国的人口死亡率转变,与其他国家相比,有哪些异同,从这些异同中,我们能得到怎样的启示? 可以肯定的是,无论是经验还是教训,都将有助于未来中国人口健康事业的稳步发展;而且考虑到不同国家往往有着不同的历史和国情,中国经验也能为人类健康促进提供重要的参考。

为此,本章从人类死亡率演化的视角,对中国人口死亡率转变历程进行历史纵向和国家之间横向的比较,力图梳理出能解释中国健康成就的逻辑,以求更清晰地理解中国人口健康所处的位置以及未来可能的方向。

4.1 历史视野中的中国人口死亡率转变

在漫长的发展历程中,人类大多数时候都面临着恶劣和艰苦的生存环境,人口预期寿命长期维持在 35 岁左右。13—17 世纪,欧洲国家预期寿命也就在 35 岁左右(Riley,2005)。18 世纪末期开始,英国、法国等国率先在公共健康、细菌理论、抗生素、疫苗等领域取得突破,极大降低了传染病和流行病的死亡率,人类由此拉开了死亡率转变的序幕(见图 4 - 1)。在之后 100 多年里,伴随着工业化、城市化在全球范围的扩散,人类死亡率持续下降、寿命不断增长。即使在战争、瘟疫或饥荒期间预期寿命的增长一度受挫,但是在这些极端时期结束后,预期寿命又很快回到增长的轨道(Oeppen et al.,2002)。截至目前,人类最高预期寿命已经达到 87 岁,还未见有减缓的趋势(Vaupel et al.,2021)。尤其可贵的是,20 世纪 50 年代以来,广大欠发达地区的预期寿命也在持续增长。比如非洲在 20 世纪 90 年代经受艾滋病袭扰,预期寿命增长停滞,但是进入新世纪后,又再次开始稳定增长(见图 4-1)。在仅仅 150 多年的时间里,人类生存状况获得如此大幅的改善,这是人类文明迄今为止取得的最伟大的成就之一。

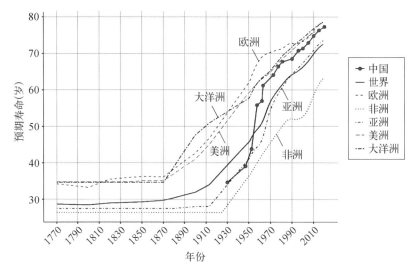

图 4-1 18 世纪以来世界和中国人口预期寿命(岁)

数据来源:Riley(2005)、United Nations(2019)

从晚清到民国,中国一直饱受战乱、饥荒和瘟疫之苦,更加之各种不平等条约及天量的赔款,以及税收征集的问题(如关税由外国掌管、地方税源枯竭等),国家财政状况极度恶化,有限的财富又被少数财阀垄断,这一切导致整个社会几乎无力扶持教育、卫生等公共事业的发展。20 世纪 30 年代,中国人口婴儿死亡率高达 200‰,预期寿命仅为 35 岁(Barclay et al.,1976),比同期欧美国家低了 20 多岁,仅相当于那些国家在 1870 年的水平(换言之,滞后了西方国家半个多世纪)(见图 4-1)。之后,虽然部分地区(主要是城市)开始引入西方公共卫生和医疗技术,死亡率水平也开始缓慢下降,到 20 世纪 40 年代末预期寿命增至 39.1 岁(阎瑞等,

1991)，但是整个时期的增速均慢于全球和亚洲的平均水平，与其他国家的差距并未缩小。

1949 年中国实现了民族独立，结束了近百年的战乱和动荡，走上富民强国的现代化道路。在社会日渐稳定、经济开始发展的背景下，政府对人民的健康卫生问题高度重视，通过建立城市医疗保障制度、农村赤脚医生制度，开展大规模卫生运动、接种疫苗等一系列措施，控制了多种急性传染病、寄生虫病，中国的人口死亡率得以快速下降（杨凡等，2012）。20 世纪 50 年代初期中国预期寿命突破 40 岁，之后持续上升，并先后超过亚洲和全球平均水平。20 世纪 50 年代末 60 年代初，中国虽然经历了三年困难时期，但是 1963 年预期寿命仍然达到 61.2 岁。在 20 世纪 70 年代初，我国的人口死亡率已经下降到了 7.5‰左右，而联合国世界人口展望的数据显示，1970—1975 年中国的人口死亡率为 9.2‰，1975—1980 年为 7.2‰。20 世纪 80 年代，由于医疗制度市场化改革出现反复等原因，人口预期寿命增速略有放缓，之后随着全民医疗保障体系的逐渐建立，预期寿命又重现快速增长，到 2020 年达到 77.3 岁。2020 年，中国女性预期寿命达到 80.9 岁，比世界平均水平高 4 岁，比日本的 87.74 岁的世界最高纪录低 6.84 岁，这个差距也表明中国还有很大的进步空间。

与欧美发达国家相比，中国死亡率转变的进程明显要快得多。中国人口预期寿命从 20 世纪 50 年代的 40 岁增长至 2020 年的 77.3 岁，用了 70 年时间，而欧美国家用了 140 年。其中增长最显著的是从 40 岁增长到 60 岁，中国用了 10 多年，而欧美国家用了 80 年。中国人口死亡率的快速下降，让中国在 2016 年就提前实现了联合国的千年发展目标。

中国人口健康的快速改善让中国从众多同等发展水平的国家中脱颖而出。20 世纪 50 年代与中国人口预期寿命相差正负 3 岁的国家有 36 个，但到 2019 年，仅有 3 个国家高于中国的 77.3 岁（分别是韩国 83.4

岁、阿拉伯联合酋长国 78.0 岁和土耳其 77.7 岁）。显然这是由于过去 70 多年中国人口预期寿命的快速增长。这期间，人类最高预期寿命每年增长 0.25 岁（Oeppen et al.，2002），其中发达国家平均每年增长 0.22 岁，发展中国家平均每年增长 0.2 岁，而中国则是每年增长 0.33 岁。

无论从历史纵向比较还是跨国横向对比，新中国成立以来的 70 多年见证了一个曾经长期积贫积弱的民族如何实现健康水平迅速改善、预期寿命持续增长的卓越历程。作为一个发展中大国，能让 14 亿人的健康水平快速提升到如此高的水平，这种成就近乎奇迹。这无疑也是对全人类健康事业的巨大贡献。

4.2　中国人口死亡率转变的原因

首先要明确的是，过去 150 年间人类预期寿命的持续增长几乎肯定不是来自遗传变化的作用（Burger，2012）。实验室条件下许多模式生物（如线虫、果蝇、白鼠等）的一些基因被诱发突变后，生物体的适应性令其可以在细胞水平上将能量从生长转移到维持生命，从而大幅延长寿命（Kenyon，2005；Fontana，2010）。相比之下，人类寿命的急剧延长更为复杂，而且所知有限，但也许几乎完全是由于环境改善导致的死亡推迟（Vaupel，2010）。虽然近几十年生物基因领域的飞速发展给未来健康长寿的前景提供了无限的想象空间，但是目前我们在促进健康长寿上所能信赖的主要还是非基因因素的有关技术和知识。

在过去几千年的文明发展历程中，人类积累了大量应对疾病、促进健康的相关知识，尤以 19 世纪以来现代医学领域所取得的成就最为突出，传统与现代知识共同构建了目前所及的促进健康和降低死亡率的策略系统。这些策略中，被广泛研究也得到很多论据支持的因素有医疗技术、经济增长、公共卫生、教育等（Riley，2001）。通过考察这些策略在中国起到的作用,可以帮助我们厘清中国在健康促进上取得卓越成就的基本原因。

4.2.1 医疗技术

在 19 世纪中期以前,人们对疾病的性质、原因的认识和治疗都基于世界各地在漫长历史中发展出来的传统医学。18 世纪已经出现天花疫苗和抗生素,但是直至 20 世纪 30 年代后抗菌药物和新疫苗的大量应用,以及一系列有效的干预措施才有效减低了大多数传染病的死亡率。根据 Caselli(1991)的测算,英格兰和威尔士在 1871 年的死亡率为 22.4‰,其中,31% 来自感染类疾病,14% 来自急性支气管炎、肺炎和流感,到了 1951 年,二者的比例分别降至 6% 和 13%。

第二次世界大战结束后,受益于医疗技术的传播和应用,中国及其他国家大多实现了人口死亡率的快速下降,推进了死亡率转变的进程。20 世纪 50 年代以来,中国传染病及母婴疾病死亡率大幅下降,而且,随着经济和社会的发展,中国人的疾病谱发生了明显的变化,从传染病变化为传染病和非传染性疾病的双重负担(宋新民,2003)。

但是,医疗技术对健康的影响还取决于其他因素,如收入、教育和公共政策等,所以不同国家在利用现有技术上可能存在很大差别。例如,20 世纪 60 年代到 80 年代,中国婴幼儿死亡率下降了 72%,但同期印度的婴幼儿死亡率仅仅下降了 43%(United Nations,2019)。显然,由于一些非技术原因,中国让技术的优势得到更为充分的发挥。

4.2.2 经济增长

经济增长、收入增加和生活质量改善能提高免疫力、减少环境对健康的危害和得到必要的医疗救助等,从而有利于改善健康状况和降低死亡率。McKeown(1976)根据英格兰和威尔士始于 9 世纪中期的死因数据,认为死亡率下降主要是来自营养的改善,而不是医学进步。Preston(1975)提出的解释框架认为预期寿命的提高源自两种机制,一是预期寿命与实际人均 GDP 的联系,表明经济增长会提高预期寿命,这与 McKeown 的假说是一致的;另一个是由技术变革使生产函数上移,即能够更有效地利用给定资源来控制疾病和延长寿命。后者发挥着更大的作用。Mackenbach 和 Looman(2013)的研究也发现,20 世纪后半叶欧洲预期寿命的增长中有 2/3~4/5 要归功于外生因素(即非经济因素)的贡献。也有一些研究发现,平均收入水平对预期寿命的影响并不如收入分布重要(Wilkinson,1990,1992)。

改革开放以来,中国快速的经济增长让社会有更多的资源用于满足人们不断增长的健康需求。但是,中国预期寿命相对于一定经济水平的超前增长说明,除了经济增长的作用,还有其他因素在推动中国人口健康水平的不断提高。而且,Easterlin(1999)认为,市场经济对人口预期寿命增长只产生有限的作用。虽然医疗技术的研发需要借助自由市场获得资金和人力资源,但是医疗技术在改善健康中,主要依靠的不是私人健康支出,而是由政府主导的公共卫生支出。

4.2.3 公共卫生

公共卫生是通过社会、组织、公共和私人社区以及个人的有组织的努力和知情的选择来预防疾病、延长生命和促进健康的策略。这与整体人口健康改善的内在逻辑是一致的,因为公共卫生是持续改善全民健康的集体行动(Beaglehole et al.,2004)。Easterlin(1999)在仔细梳理了一些国家人口死亡率下降的历史后,认为公共卫生起到了至关重要的作用。与经济增长一样,预期寿命的提高需要新技术的推动,也涉及新的制度、资本(资金)和劳动力要求。但是对于预期寿命来说,新技术的性质和相关要求与经济增长的要求完全不同:这里的技术包括控制主要传染病的新方法,制度上的要求是建立一个公共卫生系统,资本的要求涉及公共开支,而劳动力的要求是使用新技术的公共卫生和医学领域的专业人员以及受过良好卫生教育的个人和家庭。很多研究也表明公共卫生支出对提高预期寿命有显著作用(Crémieux et al.,1999;Gupta et al.,2002;Banister et al.,2005)。

公共卫生支出对于低收入者的意义更大,政府医疗卫生支出对他们健康状况的影响更显著。根据 Preston(1975)的发现,对于经济收入水平较低的国家或地区,公共卫生支出对于当地人口的预期寿命改善起到的作用,可能要显著强于经济收入水平较高的国家或地区(Gupta et al.,2003)。中国政府对卫生的投入策略,体现了卫生经济学成本收益的资源配置原则(李华等,2013)。本书第七章将重点详细讨论,中国通过中央财政转移支付等方式,对经济较落后地区(或收入水平较低地区)卫生和教育进行的持续系统投入极大提高了这些地区的健康水平,甚至让预期寿命超前于其经济发展水平。从成本收益的角度来看,这种健康投资对当地和全国的健康促进都产生了极好的效益。

公共卫生也是中国预期寿命持续提高的一个重要因素。陈心广和王培刚(2014)的研究发现,1949 年新中国成立以后有两次国民健康的黄金时期,一个是新中国成立之后到三年困难时期之前,社会趋于稳定,1951年和 1952 年,政府相继建立了劳保医疗和城市公费医疗制度,保障了城市居民的健康水平;另一个黄金时期是三年困难时期之后到改革开放之前,这段时间里国家实行高度集中的计划经济体制,城市居民享受免费的医疗卫生服务。但改革开放以后至 20 世纪末,在市场经济背景下,保障健康的基本医疗服务逐渐成为集体责任、互助责任和个人责任。1981年,我国国民健康水平远远超越了经济发展水平,但到了 2000 年,健康指标和经济发展指标几乎同步。由此可见公共卫生制度对人口健康产生影响,而且医疗卫生资源的投入会显著提高国民健康水平。

4.2.4 教育

健康和教育是影响人类发展的两个密切相关的因素。在 20 世纪之前,用识字率来衡量的受教育程度在促进健康(和经济)方面的作用并不明确。在发展中国家,直到 20 世纪 50 年代,识字能力和学校教育的健康促进作用才开始显现。尤其是母亲的教育尤为重要,因为教育可以获得特定的知识和卫生观念。值得一提的是,在这个过程中,也往往伴随着基本公共卫生和医疗服务(比如安全饮用水、免疫接种、医疗医药技术的引入等)的持续改善,这些进展对 20 世纪下半叶降低发展中国家婴幼儿死亡率起到了很大的作用。尤其是对于母亲的教育,可以有效降低婴幼儿死亡率。在微观层面,有研究发现受教育程度较高的人更健康、有更低的死亡率和更长的寿命,学校教育与死亡率和一些疾病的发病率(如高血压、糖尿病等)呈负相关,与健康的自我评估呈正相关(胡平等,1997;Grossman et al.,1997;Ma,2019)。

4.2.5 多策略组合的选择

每个社会都会根据自己的资源禀赋、文化和价值观、历史传统、发展战略等因素来决定采用何种健康策略的组合。在死亡率转变的不同阶段,不同策略的效率不尽相同。所以,在同一个国家,不同的因素也会在不同的时间促成死亡率转变。即使同一个国家的不同地区,在一系列不断变化的因素作用下(比如不同的经济增长水平),每个地区在提高预期寿命时也有各自的节奏。因此,对各个国家而言,最重要的是健康促进策略的多样性而不是单一性。无论做何选择,都有相应的结果。只要所选取的健康促进策略符合人口健康改善的规律或基本要求,那么人口健康水平就会不断提高。反过来看,如果某一人口的健康水平得到持续改善,那么这个社会一定在健康促进上做对了什么。

4.3　中国人口死亡率下降的原因

新中国医疗卫生事业取得的成就,被世界卫生组织誉为"发展中国家的典范"。毋庸置疑的是,上一节中提到的若干策略在中国人口死亡率转变的不同阶段都起到了积极作用。但是正如本章开始提到的问题,这些已知的健康促进因素并不能完全解释中国预期寿命的超前发展。那么,中国在 70 多年来还做对些什么让中国取得如此卓越的成就? 我们认为,根本原因在于中国医疗卫生的发展模式与公共卫生和整体人口健康发展的内在逻辑相契合,中国传统文化特质在现代社会治理不断升级的过程中,让集体主义在健康促进中的优势得以充分发挥,从而推动中国人口健康水平、预期寿命的不断提升。

4.3.1　公共卫生的集体主义逻辑

从理论上说,在几乎相同的技术和知识背景下,不同国家在健康促进上表现出的差异很难简单地归因于技术差异,因为基本医疗保障并不需要过多的前沿科技,即使发展中国家也能提供最基本的医疗服务。中国在 20 世纪 50 年代医疗资源极度短缺的情况下还能实现预期寿命的增长,就足以说明这一点。对于预期寿命增长机制的深入探讨始于 20 世纪 50 年代。在学术界有着较大影响的 McKeown(1976)提出营养还原论,他认为经济增长是最重要的因素,因为收入增长带来的营养改善可以提高免疫力。而 Preston(1975)认为经济增长的贡献不如技术进步的推动作用。Easterlin(1999)则认为,经济增长及其自由市场的作用都很有限,而政府在公共卫生上的支出能更有效地改善全民健康。世界卫生组织 2021 年的报告称,2000—2019 年,全球卫生健康支出翻了一倍,政府支出占比在高收入和中高收入国家持续提高,中低收入国家基本持平,而低收入国家在 2000—2011 年有所下降,然后回升并保持至今。可以说,政府在公共卫生支出上的投入可能因经济发展水平不同而不同,但是其作为现代社会的一个基本民生服务已经是普遍共识。在已有的技术和知识条件下,一个社会根据自己的资源条件(包括公共财政能力)构造公共卫生系统,其运行效率会最终体现在人口预期寿命的增长上。

虽然公共卫生的定义随着时代变迁而有所不同,但是从本质上说,公共卫生是持续改善全民健康的集体行动(Beaglehole et al.,2004)。这一定义强调了公共卫生实践的特点:关注需要合作和组织的集体行动和干预措施,需要将政策嵌入支持性系统以保证可持续性,以及以全民健康改善和减少健康不平等为公共卫生目标。公共卫生的概念具有内在的集体主义性质,这不仅仅是个人健康的集合。公共卫生会影响每一个人,也受到每个人行为的影响,并通过人与人之间的网络关系而反过来决定公共卫生系统的运行状态。

如果一个社会的制度安排、治理方式能与公共卫生发展的内在逻辑相契合,那么这个社会的成员就能从公共卫生中获益,人口健康水平就能得到提升。而政府在公共卫生系统的构建和维护中扮演极其关键的作用。中华人民共和国成立以来的医疗卫生事业发展路径是中国共产党的宗旨理念在民生领域的具体体现(费太安,2021)。在不同死亡率转变阶段,人们健康改善的变化和社会主要矛盾的变化,决定了党的执政理念的阶段性变化,并且与一定的经济基础(体制)共同决定了医疗卫生事业的发展模式和供给水平(保障程度、服务质量和效率)。新中国医疗卫生政策总的逻辑是从低水平覆盖,到提高效率,再到健康导向。虽然不同阶段的侧重点有所不同,但是以人民为中心的发展宗旨始终未变,这决定了医疗卫生事业发展的超经济属性(费太安,2021)。

这并不是偶然的选择,而是讲究民为邦本、重视民生、追求一统、拒斥乱世的传统在现代中国的塑造中体现出的内在性格(贺东航等,2011),而这种文化特质与公共卫生的内在逻辑高度契合,从而能让公共卫生的积极作用得到尽可能的发挥。最直接的健康效果就是,在中央统筹支持下中国欠发达地区人口健康快速发展,并在全国层面实现预期寿命和寿命均等的超前发展。

4.3.2 基于全民健康的社会治理

一个国家需要足够的资源满足人们的健康需求,但是政府的架构与治理能力决定着如何才能有效利用这些宝贵的资源。按照政府卫生支出对健康具有促进作用的一般性认知,继续扩大的政府服务和卫生资金应该进一步降低儿童死亡率(Grekou et al.,2014)。但是也有研究发现,如果一个国家不向最需要的地区分配和实施资金,公共医疗支出可能不会改善儿童健康(Rajkumar et al.,2008)。在试图解释和理解这些分歧时,社会治理(governance)进入研究的视野。

根据世界银行的研究(Kaufmann et al.,2010,2015),治理被分为5个方面,包括政治稳定、控制腐败、法治、政府效率和监管质量。这5项治理措施影响到公共卫生支出的有效性。第一,政治稳定。这反映一个国家的政治冲突和暴力的程度。在政治不稳定的情况下,用于解决冲突的资金可能挤占可用于健康的资金,而且还会导致健康资金的不平等分配(Filmer et al.,1996)。第二,控制腐败。腐败会侵蚀公共医疗资源。第三,法治。这涉及一个国家在其境内执行公民权利的能力。法治和公共医疗支出的结合提高了卫生资金用途的执行力(Dawson,2010;Kaufmann et al.,2015)。第四,政府效率,即通过鼓励公共医疗支出的连贯性和相关性来提高公共支出的效能(Kaufmann et al.,2015)。第五,监管质量高的国家,通过增加资金供应和协助相关方提供服务,能为其人口创造更多的医疗保健机会(WHO，2010)。

由于治理能力方面的差异，即使是在同等的技术条件下，不同国家在健康促进上的表现也会有很大的区别。对于政府与市场在健康促进领域的争论已经持续了二三十年，有些研究发现市场失灵，但也有研究发现政府失灵。一项有关中国、泰国和印度的卫生保健部门的政府主导与市场主导的治理模式的经验研究，评估了不同治理模式的概念对理解政策结果的有用性后认为，市场主导的模式并不能替代政府的作用，而政府的失误也会影响公共卫生系统的有效运作(Ramesh et al.，2015)。新近的一项对发展中国家公共医疗支出与婴幼儿死亡率的比较研究发现，公共医疗支出增加对儿童死亡率等指标没有影响，但是社会治理在决定公共医疗支出的有效性方面扮演着重要的作用，公共医疗支出和治理的改善对于降低儿童死亡率都是至关重要的(Sommer，2022)。

社会治理是一个众多利益相关人合作与实现共赢的制度安排与实施过程，是纠正政府失灵与市场失灵的一个选项。70多年来中国公共卫生体系在经历了政府计划、市场机制和社会治理模式的艰难探索过程后，终于走上了公共卫生社会治理现代化的道路(杨燕绥等，2019)。中国的政治稳定保证了公共卫生支出的稳定提高，而反腐是改善国家治理的一大支柱，反腐行动持续强化，为社会治理营造了良好的环境。2018年以来，国家医保局成立后统筹推进"医保、药品、医疗"三医联动改革，作为医疗利益相关人的患者、医院、医药公司、支付者、社会的利益诉求都在法治框架内得到保证。在"政府—社会—市场"治理框架内，政府承担保基本、兜底线的基本职责，多样化、个性化的非基本健康需求由市场机制来灵活应对，同时调动社会力量提供健康产品和服务，以满足人们不断增长的健康需求。伴随着中国社会治理的不断升级迭代，中国公共卫生系统的有效运作为中国健康改善提供了可持续的模式。

4.4　小结

新中国 70 年见证了一个长期积贫积弱的民族实现健康水平迅速改善、预期寿命持续增长的卓越历程。为什么中国能在卫生健康领域取得如此的成就？对这个问题的追问，不仅是认识和理解中国人口变迁的需要，也是在理解健康改善背后的中国逻辑的基础上，对人类健康转变知识的丰富。大量文献表明，与其他很多国家类似，中国人口健康受益于一系列健康策略，如医学技术、营养改善等。但是，这并不能回答为何中国能在健康改善方面实现超前发展。在仔细梳理和对比中国死亡率转变进程中，我们不由得把视野扩展到一个社会的公共卫生治理以及文化传统和价值取向，并提出一个由策略、治理和文化构成的分析框架。这个框架清楚地呈现了中国之所以能取得如此卓然的健康成就的原因，在策略层面是对医疗技术的刻苦钻研和创新实践，同时在国家和社会治理的现代化中，把中国文化传统对集体生存的重视贯彻到国家发展战略和社会政策中，从而形成与公共健康的集体行动相契合的内在逻辑。

第五章
人类寿命不均等的演变历程[①]

　　直到 19 世纪中叶,人类预期寿命基本在 35 岁左右(Easterlin,1999;Davenport,2020)。之后,随着公共卫生和医疗技术的进步,人类死亡率开始出现显著下降,预期寿命进入稳定增长的阶段(见图 5-1)。虽然这

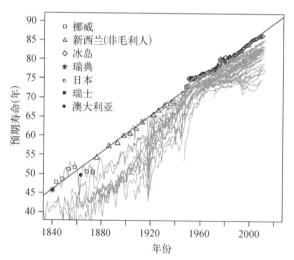

图 5-1　1840 年以来人类预期寿命增长趋势

数据来源:Oeppen 等(2002)、人类死亡率数据库(HMD)(2022)

---

　　① 本章出处:VAUPEL J W, ZHANG Z, VAN RAALTE A A. Life expectancy and disparity:an international comparison of life table data.[J]. BMJ Open,2011(7).

期间有大瘟疫(如 1918 年大流感)和两次世界战争打断了寿命增长的进程,但是在这些极端时期结束后,人类寿命又快速回到继续增长的轨道上来(见图 5-1)。

2020 年,人类最高预期寿命是日本女性的87.74 岁(HMD,2022)。180 年前,人类最高预期寿命是瑞典女性的 45 岁,之后该纪录不断被刷新,纪录保持者几易其主,到 20 世纪 80 年代中期,日本女性开始领跑,并一直持续至今。人类最高预期寿命可以被视为在当时有关健康与长寿的所有技术、制度、价值观等相关知识的条件下,人类在延长寿命上取得的最高成就。

除了最高纪录,目前许多发达国家的预期寿命已经超过 80 岁,如瑞典、丹麦、芬兰、比利时等国家。人类的生活条件发生了根本的改善。与预期寿命增长同等重要且密切相关的是个体死亡年龄下降。在 19 世纪中叶以前,即使在最平等的社会中,大多数新生儿的命运也是夭折,只有少数人幸存到了老年。今天,日本、西班牙和瑞典等健康平等领先的国家的死亡率数据表明,3/4 的婴儿将存活下来庆祝其 75 岁生日(HMD,2022)。

5.1 预期寿命与寿命不均等的负相关

无论是从 19 世纪以来人类死亡率的历史资料还是世界各国的横截面数据来看,寿命不均等与预期寿命之间都存在高度的负相关关系(Wilmoth et al.,1999;Edwards et al.,2005;Smits et al.,2009;Vaupel et al.,2011)。这一发现具有非常重要的政策含义,即公平程度越高的社会,其成员的寿命越长。

预期寿命高的人口通常有较低的寿命不均等(图 5-2)。1840 年以来,预期寿命的最高纪录保持者同时也是寿命不均等的最低纪录保持者的持续时间,男性是 89 年,女性是 86 年。预期寿命最高纪录保持国家的寿命不均等极低,反之亦然。这是非常了不起的成就,因为预期寿命衡量的是寿命的均值,寿命不均等衡量的是寿命分布的均等程度。从理论上说,一个随机变量的均值与方差是没有相关关系的。预期寿命最高的一组国家与寿命不均等最小的一组国家可能完全不同,但事实证明,这两组国家在很大程度上重合了。

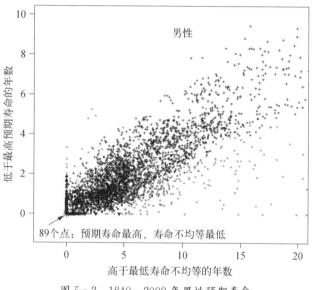

图 5 - 2　1840—2009 年男性预期寿命
与寿命不均等之间的关联

说明:它们之间的相关系数为 0.77(95%的置信区间为[0.76, 0.78])。黑色实心圆表示 1950 年后的数据,十字表示 1900—1949 年,空心圆表示 1840—1900 年。倒三角形代表预期寿命差距最小,但寿命不均等高于最低纪录的人口;正三角形表示给定一年的预期寿命,寿命不均等处于最低水平的人口。在坐标(0,0)处的星号 * 表示人口有最高的预期寿命和最低的寿命不均等,在 1840 至 2009 年的 170 年中,这样的人口出现过 89 次。

　　预期寿命增长最快的国家不是因为这些国家中所有年龄的死亡率普遍下降,而是因为生命早期死亡率下降。图 5 - 4 显示,寿命不均等的下降(从 1840 年的 25 岁左右减少到目前的 9～15 岁),主要是因为生命早期死亡率下降导致了早期寿命不均等的减少(参见图 5 - 4)。数据分析显示,尽管老年死亡率已大大降低(这可能导致晚期寿命不均等的增加),但临界年龄向较高年龄的推移已导致晚年寿命不均等大致保持在 5 岁或以下。

从数据来看,自 1840 年以来,女性的生命早期死亡仅占所有死亡的 38%。但是,生命早期死亡的减少对预期寿命增长的贡献率高达 84%,所以,最高预期寿命从 1840 年瑞典女性的 47 岁上升到 2009 年日本女性的 86.42 岁。从历史上看早期国家(包括现今的欠发达国家),婴儿、儿童和年轻人的死亡最多。但是,在当今发达国家中,死亡峰值已经从生命早期死亡转移到 60 多岁和 70 多岁的老年人身上。临界年龄的增加与预期寿命的增加高度相关:男性的相关系数为 0.96,女性的相关系数为 0.98。

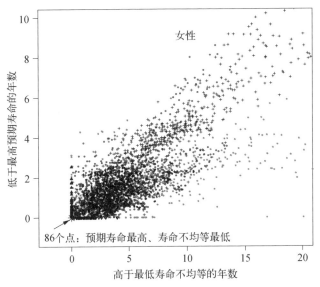

图 5-3 1840—2009 年女性预期寿命
与寿命不均等之间的关联

说明:它们之间的相关系数为 0.75(95%的置信区间为[0.73,0.76])。黑色实心圆表示 1950 年后的数据,十字表示 1900—1949 年,空心圆表示 1840—1900 年。倒三角形代表预期寿命差距最小,但寿命不均等高于最低纪录的人口;正三角形表示给定一年的预期寿命,寿命不均等处于最低水平的人口。在坐标(0,0)处的星号＊表示人口有最高的预期寿命和最低的寿命不均等,在1840 至 2009 年的 170 年中,这样的人口出现过 86 次。

表 5-1　部分国家/地区人口预期寿命、临界年龄和寿命不均等

国家/地区	女　性			男　性		
	预期寿命	寿命不均等	临界年龄	预期寿命	寿命不均等	临界年龄
澳大利亚	83.78	9.36	82.74	79.27	10.61	77.91
奥地利	82.97	8.92	81.95	77.62	10.61	76.5
比利时	82.34	9.54	81.47	76.92	10.91	75.61
保加利亚	77.29	10.17	76.2	70.05	12.58	67.3
白俄罗斯	76.15	10.93	74.64	64.54	13.68	60.3
加拿大	82.95	10.03	81.75	78.35	11.04	76.82
瑞士	84.09	9.07	83.12	79.33	10.23	78.04
智利	80.74	10.72	78.79	74.99	12.67	72.25
捷克	80.32	9.23	78.93	74.18	11.07	71.92
德国	82.36	9.14	81.06	76.49	11.04	74.76
丹麦	80.92	9.99	79.26	76.48	10.75	74.89
西班牙	84.07	8.85	82.81	77.58	11.07	75.98
爱沙尼亚	80.03	9.99	78.84	69.74	12.97	66.28
芬兰	83.14	9.18	82.3	76.51	11.25	75.24
法国	84.39	9.43	83.7	77.43	11.41	76.45
英格兰和威尔士	82.49	9.89	80.97	78.36	10.93	76.55
北爱尔兰	81.42	10.03	80.43	77.22	11.11	75.93
苏格兰	80.45	10.39	78.8	75.87	11.67	73.9
匈牙利	77.66	10.79	75.97	69.17	12.94	64.92
爱尔兰	81.89	9.48	80.19	77.27	10.27	75.44
冰岛	83.08	8.81	81.55	79.76	9.9	77.92
以色列	82.9	9.31	81	79.03	10.92	76.9
意大利	84.09	8.9	82.75	78.82	10.22	77.17
日本	86.42	9.24	85.21	79.61	10.65	77.83
拉脱维亚	78.08	10.65	77.29	68.3	13.24	64.65

国家/地区	女　性			男　性		
	预期寿命	寿命不均等	临界年龄	预期寿命	寿命不均等	临界年龄
卢森堡	82.04	9.35	81.01	76.67	10.17	75.63
立陶宛	78.58	10.35	77.85	67.5	13.64	63.83
荷兰	82.28	9.38	81.27	78.32	9.86	76.64
挪威	82.97	9.21	81.73	78.34	10.02	77.16
新西兰（非毛利人）	83.06	9.3	82.08	79.05	10.48	77.7
波兰	79.92	10.04	78.79	71.48	12.57	68.67
葡萄牙	82.46	8.93	81.39	76.42	10.99	75.39
俄罗斯	74.17	11.92	73.37	61.79	15.04	57.33
斯洛伐克	78.95	9.73	77.47	71.36	12.02	68.39
斯洛文尼亚	82.3	9.06	80.77	75.77	11.06	73.74
瑞典	83.12	8.95	82.06	79.09	9.79	77.78
中国台湾	82	10.18	80.39	75.94	12.64	73.58
乌克兰	73.8	11.66	72.81	62.3	14.72	57.94
美国	80.78	11.13	79.65	75.64	12.52	74.39

数据来源：人类死亡率数据库（HMD）（2020）

　　表 5-1 显示了 HMD 中各个国家/地区的分性别的预期寿命、临界年龄和寿命不均等。俄罗斯预期寿命非常低，寿命不均等也很高。美国的预期寿命虽然比俄罗斯高得多，但远低于其他发达国家。而且美国的寿命不均等程度比较高，东欧大多数国家的女性和其中一些国家的男性的寿命不均等低于美国。相比之下，日本女性的寿命成就最高，2009 年她们的预期寿命是 86.42 岁，排名世界第一；寿命不均等改善的成就也很高，一半的死亡发生在 88 岁之后，死亡年龄众数是 93 岁，85 岁以下的死亡被认为是生命早期死亡。

5.2 前期寿命不均等下降的关键作用

　　寿命不均等可依据临界年龄分为前期不均等和后期不均等,二者决定着整体人口的寿命不均等情况。图5-4为1860年以来HMD中的国家或地区预期寿命与寿命不均等的变化历程。图5-4中最上方的散点为整体人口的寿命不均等,中间为前期不均等,最下方为后期不均等。深色代表1950—2009年的数据,中等浓淡代表1900—1949年的数据,浅色代表1840—1899年的数据。整体人口的寿命不均等是前期不均等和后期不均等之和。

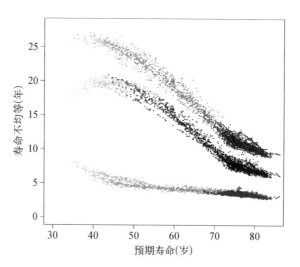

图5-4　整体人口的寿命不均等、前期不均等和后期不均等

　　随着预期寿命的持续增长,整体人口寿命不均等也持续下降,二者之间呈明显的负相关。与变化平缓的后期不均等相比,前期不均等的下降格外显著,并主导了整体人口寿命不均等的变化趋势。前期不均等与整体寿命不均等的相关性系数为0.997。所以,严格地说,预期寿命与寿命

不均等之间的负相关应该是预期寿命与前期不均等之间的负相关。

　　预期寿命与寿命不均等的相关性主要源自流行病学转变过程中死亡率年龄模式的变化(Omran，1971；Olshansky et al.，1986)。到 20 世纪 50 年代,发达的工业化国家已经完成死亡率转变的前三个阶段,在这些阶段,死亡率下降主要发生在临界年龄之前的较年轻人群,从而能在提高预期寿命的同时降低寿命不均等。20 世纪 60 年代以来,许多发达国家逐渐进入死亡率转变的第四个阶段,死亡率下降主要集中在老年人口。而且在这个阶段,较年轻人口的死亡率通常已经降得很低,进一步下降的空间已经很小。预期寿命达到 70 岁左右(在 20 世纪 50 年代)之后,前期不均等的下降开始减缓,与后期不均等差距已经不如过去那么悬殊,对于整体人口寿命不均等的相对重要性也有所减弱。与此同时,后期不均等对整体人口寿命不均等的影响开始增大。这种前、后期寿命不均等此消彼长的效果在逐渐增强,并在 20 世纪 90 年代的日本得到了充分的体现。在 20 世纪 90 年代,日本老年女性死亡率下降成为整个人口死亡率下降的主导因素,后期不均等随之提高,不仅部分抵消了不均等的下降,还使整体人口寿命不均等下降停滞甚至出现轻微上升。

　　这些研究表明,高预期寿命与低寿命不均等之间的相关性是由于生命早期死亡率下降的进展。当今,预期寿命最高的国家也是那些成功地降低生命早期死亡的国家。

　　有研究考察了成年死亡众数年龄之上的寿命不均等是否随着存活率上升而改变。这些研究均发现后期寿命不均等在逐渐减小。进一步研究寿命不均等与死亡众数年龄的关系是未来的一个研究方向。一般而言,寿命分布随时间压缩还是扩展取决于所考察的年龄范围。当考察全年龄时,预期寿命领先的国家寿命不均等也低,但这种关系在特定年龄段可能不成立。

　　减少前期寿命不均等有助于人们规划生活。存活到老龄的可能性变大，使得储蓄更有价值，个人和集体对教育和培训投资的价值也提高了，长期关系的普及率也会增加。因此，健康长寿是一国财富和福祉的主要驱动力。虽然一定程度的收入不平等可能会激励人们更加努力地工作，但过度的不平等造成的生命早期的死亡毫无益处。

此外，保持健康能力的公平性对于任何更大的社会正义概念都至关重要。随着年轻人死亡率的下降，每个人都应享有健康长寿的原则得到了支持。当前，各国的成人死亡率的下降速度比婴儿和儿童死亡率的下降速度更快。在威廉姆斯的"公平局"概念中，生命早期死亡的人被骗取生命，而寿命超过"正常"寿命的人则靠"借来的时间生活"。社会经济地位较低的群体和地区在寿命均等的分享方面不对等，这加剧了不均等。

如果死亡率继续下降，今天在发达国家出生的大多数婴儿有很大概率能活到 100 岁。当我们庆祝寿命延长的成就时，应该思考我们是应该继续延长平均寿命，还是应该确保更多的人避免生命早期的死亡。决策者面临医疗支出的选择。减少寿命不均等将导致政策制定时优先考虑避免生命早期的死亡和保护弱势群体。这意味着，如果医疗服务部门认真考虑减少健康不平等，他们应该将注意力转移到避免生命早期的死亡，即使这意味着减少对老年人的昂贵的医疗支出。

俄罗斯、美国和其他寿命不均等程度较高的国家应该学习为什么有些国家（包括日本、法国、意大利、西班牙、瑞典和瑞士）能非常成功地减少生命早期的死亡。其原因包括医疗保健、社会政策、个体行为（尤其是吸烟和酗酒）以及环境的安全性和健康性。基因差异在决定我们寿命不均等方面的作用不大，并且无法解释寿命不均等的大幅下降和预期寿命的增加，及各国之间的预期寿命和寿命不均等的巨大差异。

Smits 和 Monden（2009）的研究表明，一些国家比其他国家更早达到预期寿命的某个水平，寿命不均等方面也是如此。这导致他们得出结论："减少不平等并增加预期寿命需要采取不同的政策措施"。我们的结论不同,是因为我们考察了每年国家间的寿命不均等差异,而他们却只考察了国家寿命不均等随时间的变化,而没有考虑国家间的差异。研究设计的不同导致研究结论的差异。在比较美国与英格兰和威尔士的一项研究中(Shkolnikov et al.,2011),两地循环系统疾病的减少导致了寿命不均等随时间的大部分变化,而外部原因(如交通事故、意外等)造成的死亡率差异解释了两者在任何给定时间的寿命不均等的差异。如图 5 - 5 所示,1960 年以后,较高的预期寿命与较低的寿命不均等的关系较弱。我们对Smits 和 Monden 的结论持怀疑态度,我们的横截面结果不支持这一观点。在过去的 170 多年中,寿命不均等最低的国家通常拥有最高的预期寿命。即使在今天,最平等的国家也是最长寿的国家。

预期寿命的增长是两个因素的乘积:寿命不均等和年龄别死亡率的下降。寿命不均等越低,年龄别死亡率下降必须很大,才能使预期寿命增长 1 岁。因此,似乎可以推论保持高度不平等可以实现预期寿命增长的目标。但实际上,反过来才是成立的,降低寿命不平等才可以实现预期寿命增长。因为预期寿命高的国家通过专注于减少生命早期的死亡而获得成功,生命早期死亡的减少使得寿命不均等下降。这不是寿命长或寿命均等二选一的问题,各国可以通过避免生命早期死亡来同时实现这两个目标。

61

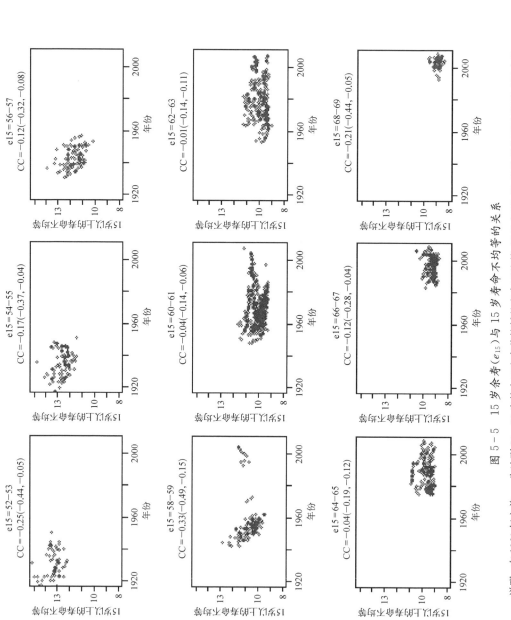

图 5-5 15 岁余寿（e_{15}）与 15 岁寿命不均等的关系

说明：在 1960 年之前，e_{15} 先达到 54～59 岁的有着较低的寿命不均等；1960 年后，15 岁的寿命不均等随时间变化

第六章
20世纪50年代以来中国寿命均等化[①]

新中国成立以来,中国经济快速发展,医疗卫生事业取得长足进步,极大地改善了全体人民的健康水平,死亡率持续下降,预期寿命稳定增长。但同时,我们也注意到中国显著的区域差异也反映到健康长寿领域。1990—2009年间,城乡预期寿命的差距一直维持在5岁左右(胡英,2010)。2010年,东部地区的上海市的人均预期寿命高出西部地区的云南10岁;2013年,农村婴儿死亡率是城市婴儿死亡率的两倍,到2020年农村婴幼儿死亡率降至10‰以下,仅仅比城市高5‰(国家卫生健康委员会,2021)。这些差距近些年来不断缩小,但是还有很大的改善空间。

近30多年来,人口学者对中国的死亡模式、死亡分布、预期寿命进行了深入研究(翟振武,1987;Banister et al.,2004;黄荣清,1994,2005;任强等,2005)。也有学者们开始关注中国健康不平等状况,大多集中在微观个体的健康状况方面(郭未等,2013)。从寿命均等的角度来评估健康公平的研究并不多见。

本章将利用近年来各省区市人口数据以及其他相关数据,对中国省际间寿命不均等状况进行评估;并结合国内外的研究发现,对近年来各省

---

① 本章第1、2节部分内容的出处:张震.1950年代以来中国人口寿命不均等的变化历程[J].人口研究,2016(1).

区市寿命不均等下降过程中的影响因素进行具体分析。

6.1 数据和方法

本章所使用的死亡率数据,主要是历次全国人口普查和1‰人口抽样调查资料。此外,国际比较分析还使用人类死亡率数据库(Human Mortality Database)、世界卫生组织(WHO)死亡率数据库和世界银行的人类发展指标数据库(World Development Index,WDI)。HMD 提供了从 1840 年以来高质量的人类死亡率数据。由于 HMD 对死亡率数据质量要求较高,所以只涵盖了拥有高质量、长时序死亡率数据的发达国家或地区,但包括中国在内的许多发展中国家并不在其中。由于这些发达国家或地区通常有较高的预期寿命,所以,把中国与其进行对比,能让我们清楚地看到中国在人类死亡率转变进程中所处的位置。此外,考虑到经济发展与死亡水平之间的高度相关性(Preston,1975;Bloom et al.,2007;Cervellati et al.,2011),我们还把世界卫生组织的死亡率数据库与世界银行的 WDI 数据库连接起来,以期在全球背景下对中国寿命不均等进行更全面和客观的比较和分析。

各省区市预期寿命和寿命不均等的省际比较使用的数据来自历次全国人口普查和全国 1‰人口抽样调查(简称小普查)。编制 1990 年生命表需要的死亡率数据来源于《1990 年中国分省简略生命表》(路磊等,1994)。编制 1995 年生命表需要的死亡率数据来源于《我国 1995 年各省市分性别简略生命表编制》(亓昕等,1999)。

由于历次人口普查数据存在不同程度的死亡漏报,因此国内这一方面的研究主要是基于不同的模型方法对我国历次人口普查的死亡率数据进行修正后,重新估计中国人口的平均预期寿命随时间的变化趋势。黄荣清(1994)重新估量 1982 年和 1990 年两次人口普查的人口平均预期寿命,认为依据中国 20 世纪 80 年代的死亡水平,中国的死亡率大于发达国家而小于发展中国家。孙福滨等(1993)利用两阶段修正迭代算法,对中国第四次人口普查的人口数据进行修正后发现,按照联合国模型对预期寿命增长的预测,中国 1981—1989 年间人口死亡水平下降幅度非常大。王金营(2013)将留存率方法和布拉斯方法应用于 1990 年、2000 年和 2010 年三次人口普查的死亡漏报修正,研究发现中国人口平均预期寿命在 1989—2000 年和 2000—2010 年间的年均增长幅度,要高于 1981—1989 年间的年均增长幅度。张文娟和魏蒙(2016)对中国第六次人口普查的死亡率数据进行修正后发现,中国人口的死亡率随着社会经济的发展持续下降,人口预期寿命不断延长。他们认为中国的人口平均预期寿命超过了世界平均水平和绝大多数发展中国家的预期寿命,中国更接近发达国家的人口死亡模式。

在本研究中,我们将 1990 年以来普查资料中质量较可靠的成年人死亡率(15～55 岁)与过往研究中调整的婴儿死亡率的均值作为二维死亡率模型的输入变量,以估算 1990 年以来各普查时点的全年龄死亡率。一般来说,5 岁以下儿童死亡率和婴儿死亡率都能反映低年龄段的人口死亡情况。不过,5 岁以下儿童死亡率相比于婴儿死亡率,年龄范围较广,数据更稳健,因此,选取 5 岁以下儿童死亡率作为低年龄段死亡率的模型输入变量;而 15～50 岁成年死亡数据质量较为可靠,能较为准确地反映成年人口死亡状况,因此,选取 15～50 岁成年人的死亡率作为成年人年龄段死亡率的模型输入变量。

由于 5 岁以下儿童死亡率存在漏报情况,不能直接利用普查或者小普查数据,需要根据漏报情况进行相应调整。1990 年 5 岁以下儿童死亡率数据直接来源于《1990 年中国分省简略生命表》(路磊等,1994),该作者已经做过相关调整,因此,本章节不再调整 1990 年的相关数据。很多学者认为2000 年人口普查中的婴幼儿死亡存在漏报现象(如翟德华,2003)。根据黄荣清(2005)、任强等(2005)、王金营(2013)的相关研究,2000 年的婴儿死亡率应该在 30‰左右,因此,本章将 2000 年普查数据中得到的婴儿死亡率(26.9‰)调高 10%。根据王金营(2013)对 2000 年 1～4 岁婴幼儿死亡率漏报情况的研究,本章将 2000 年普查数据中得到的 1～4 岁男幼儿死亡率(1.47‰)调高 1 倍,1～4 岁女幼儿死亡率(1.48‰)调高 70%。

在 2010 年的人口普查中,低年龄段死亡漏报情况更为突出(崔红艳等,2013)。根据王金营(2013)等学者对 2010 年婴幼儿死亡率的研究,2010 年婴儿死亡率应在 17‰～19‰的范围内,5 岁以下儿童死亡率在 22‰～23‰的范围内(赵梦晗等,2013)。因此,本章将 2010 年普查数据得到的婴儿死亡率(3.82‰)调高 3 倍,1～4 岁幼儿死亡率(0.64‰)调高 50%。

1995 年、2005 年的全国 1%人口抽查由于样本量少,数据波动性大,个别低年龄段甚至出现零死亡记录的现象。因此,本章不使用小普查数据估计 1995 年、2005 年的 5 岁以下儿童死亡率。过去 20 年,中国国内稳定,社会经济环境逐步改善,低年龄段死亡率稳步下降(见图 6-1),没有出现大幅度的波动。因此,本章将根据 1990 年、2000 年和 2010 年的 5 岁以下儿童死亡率,以指数递减的插值方法,对 1995 年、2005 年的 5 岁以

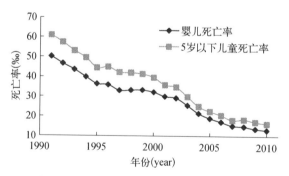

图 6-1 1990 年以来中国监测地区婴儿死亡率和
5 岁以下儿童死亡率变化图

数据来源:中国历次人口普查和 1%人口抽样调查资料

下儿童死亡率进行近似估计。

6.2 中国预期寿命与寿命不均等的负相关

  1949 年新中国成立后,中国政府和人民在公共卫生、医疗保健方面做出了巨大的努力,极大地改善了中国人口的健康水平。女性预期寿命(通常用女性寿命代表一个社会能达到的最好健康水平)从 1953—1964 年的 50.51 岁增长到 1982 年的 69.14 岁(见图 6 - 2)。1982 年之后,预期寿命的增长有所趋缓。尽管如此,在 1981—2010 年间中国人口预期寿命基本保持着与人类最高预期寿命几乎同样的增长速度,并在 20 世纪 90

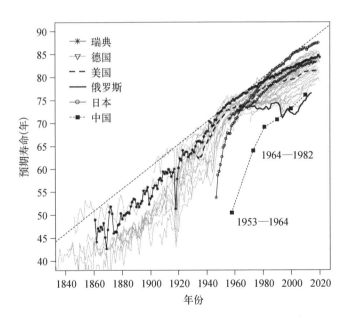

图 6 - 2 1840—2013 年世界主要国家女性预期寿命

  数据来源:人类最高预期寿命数据来自 Oeppen 等(2002);中国 1953—1964 年和 1964—1982 年的数据来自翟振武(1987),中国其他年份的预期寿命数据来自中国国家统计局历次人口普查资料;其他国家的预期寿命数据来自人类死亡率数据库(HMD)(2014)

年代,超过了俄罗斯等东欧国家。可以说,无论从历史发展的角度还是从横向国际比较的角度来看,作为一个发展中大国,中国在改善人口健康状况方面可谓成就卓然。

自 1840 年以来,人类寿命不均等基本上保持着下降的趋势。新中国成立之初,中国女性人口的寿命损失高达 21.1 年,随后开始快速下降,到 20 世纪 90 年代超过俄罗斯及一些东欧国家,在 2010 年达到 10.6 年,低于同期美国的水平(10.8 年),与其他发达国家的差距也进一步缩小(图 6-3)。从人类寿命不均等的历史进程来看,中国寿命不均等的进程比发达国家晚了 60 年左右。瑞典女性寿命损失在 1902 年为 21.7 年,接近中国 20 世纪 50 年代水平,到 1964 年、1965 年降至 10.7 年和 10.5 年,与中国 2010 年的水平

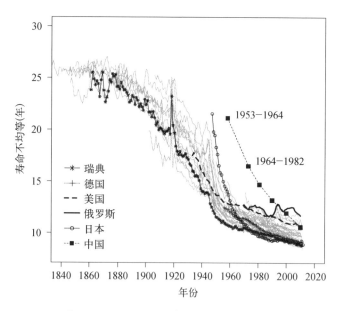

图 6-3　1840—2013 年世界主要发达国家
与中国女性人口的寿命不均等

数据来源:中国 1953—1964 年和 1964—1982 年的数据来自翟振武(1987),其他年份的预期寿命数据来自中国国家统计局历次人口普查资料;其他国家或地区数据来自人类死亡率数据库(HMD)(2014)

相当。相比来说,中国寿命不均等下降的步伐与比较成功的发达国家(如瑞典、德国等)比较接近。同时,与这些前沿国家相比,中国还有一定差距,这意味着中国寿命不均等还有进一步改善的空间。

为了使国家之间的比较更具可比性,本章利用世界卫生组织(WHO)提供的1990年、2000年和2011年的生命表数据,计算186个WHO会员国的寿命损失,并结合世界银行提供的人均国民收入数据,考察经济发展水平与寿命不均等的关系。因为人均收入无法按性别进行区分,所以这里只能考察男女合计的寿命不均等。

如图6-4所示,1990年以来,中国(由实心正方形表示)人均收入水平有显著的提高(以每年10%的速度增长),而寿命不均等也有极大的改善。更重要的是,在同等收入水平上,中国的寿命不均等都处于非常低的位置。这说明,中国在一定的收入水平上(无论是1990年的485美元,还是2011年的3 090美元),能把寿命不均等降到全球极低的水平。到2000年,中国人均国民收入逐渐靠近中低收入国家的平均水平,寿命不均等也仍然保持在该收入水平国家的下沿,而且与中高收入国家的差距明显缩小。到2011年,虽然中国的收入水平与中高收入国家还有一定差距,但是寿命不均等已经几乎接近中高收入国家的最低值,与高收入国家差距也比1990年明显缩小,甚至好于部分高收入国家(如美国和韩国)。从图6-4还可以看到,不均等的改善同样非常显著,尤其是在2000—2011年间,中国的不均等迅速接近中高收入国家的水平,虽然后者也有一定程度的改善。与其他国家的情况相似,中国人口后期不均等的变化不太显著。

总的说来,在1990—2011年间,中国基本上是在一定的收入水平下,把寿命不均等降到了全球极低的水平。也可以说,中国在改善健康公平方面取得的成就大大超前于中国的经济发展水平。无论是从时间的纵向比较还是横截面数据来看,这都是一项令人惊叹的成就。

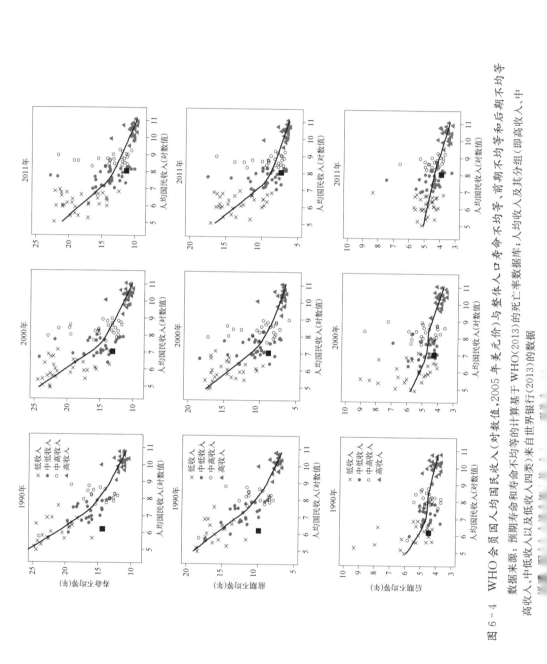

图 6-4 WHO 会员国人均国民收入（对数）与整体人口寿命不价，2005 年美元值，期不均等、前不均等和后期不均等

数据来源：预期寿命和寿命不均等的计算基于 WHO（2013）的死亡率数据率；人均收入及其分组（即高收入、中高收入、中低收入以及低收入四类）来自世界银行（2013）的数据

6.3　中国区域寿命不均等的时空演变

中国地域广阔,人口发展具有显著的区域特征。很多学者对不同区域的人口预期寿命进行了探究。马淑鸾(1989)使用通径分析方法,发现预期寿命呈现出从东部到中部再到西部依次递减的变化趋势。任强等(2005)的研究发现1981—2000年间,中国各省区市的平均预期寿命均有所提高,但是各省区市的死亡水平仍存在较大的差距,具体表现在死亡率整体水平和下降幅度上。刘会敏等(2008)对中国各省区市的预期寿命的时空变异进行研究,分析结果表明在1981—2000年间,中国各省区市的预期寿命呈现出正向的空间自相关现象,但随着时间推移自相关程度有所降低;预期寿命较高或较低的地区在空间上趋向于集聚而非随机分布。杨东亮和王晓璐(2016)研究分析了1990年以来的三次人口普查期间中国人口预期寿命的省际差异和空间相依的特征。研究结果表明,中国人口预期寿命从东部向西部依次递减,且各省区市的人口预期寿命呈现出明显的空间集聚特征;但是人口预期寿命的省际差异随时间逐渐收敛;此外,西部地区的人口预期寿命在2000—2010年间快速提升。

根据预期寿命与寿命不均等之间的负相关性,我们可以大致推测出区域寿命不均等的情况。图6-5是根据死亡导致的寿命损失估算的1990—2010年以来中国各省区市的寿命不均等。图中不同图形代表不同年份;各省区市的位置是按照1990年中国各省区市寿命不均等的数值从高到低排列的。1990年以来,中国各省区市寿命不均等呈现下降趋势,中国人口的健康公平逐渐改善。

1990年,寿命不均等较高的省区市集中在西部,包括西藏、青海、新疆、贵州、云南等,其中西藏的寿命不均等最大,高达18.92年。寿命不均等较低的省区市主要集中在东部,包括北京、河北、天津和上海。其中最

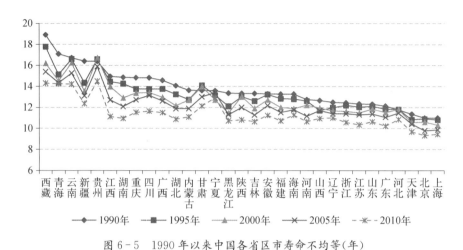

图 6-5　1990 年以来中国各省区市寿命不均等(年)

说明:在 1990、1995 年调查时,重庆市还属于四川省,因此重庆市和四川省在这两年的数据相同。

低的是上海,为 11.00 年。寿命不均等最低的上海和最高的西藏,数值相差 7.92 年。由此可见,1990 年中国各省区市间的寿命不均等差距大。

2010 年,寿命不均等较高的省区市依然集中在西部,包括西藏、青海、贵州、云南、宁夏等,而较低的省区市依然集中在东部,包括北京、天津、上海等。但是,各省区市间的寿命不均等的差距大幅度变小。2010年,寿命不均等最高的贵州与寿命不均等最低的北京,寿命不均等值之差缩小到了 5.16 年。说明 2010 年相对 1990 年寿命不均等的地区差异有了大幅度缩小。

从时间序列上来看,从 1990 年到 2010 年的 20 年间,中国各省区市的寿命不均等均大幅度降低,平均下降幅度在 16.7%。如图 6-5 所示,1990 年中国各省区市寿命不均等高于 2010 年。寿命不均等下降幅度最大的几个省区市,包括新疆、西藏、湖北、湖南、广西,寿命不均等的下降都在 3 年以上。而寿命不均等下降最少的省区市,包括河北、宁夏,其下降也在 0.7 年以上。一般情况下,寿命不均等初值较大的省区市下降比较快,比如新疆、西藏,初值较小的省区市下降比较慢,比如北京、上海。但是，1990年寿命不均等初值处于中间位置的河北和宁夏，在20年间，下降幅度却最小。这两个省区可能需要改进相关的社会经济和民生政策，进一步降低寿命不均等。另外，在不同时期，寿命不均等下降幅度是不同的：从1990年到2000年阶段，中国各省区市寿命不均等平均下降幅度为7.2％；而从2000年到2010年阶段，中国各省区市寿命不均等平均下降幅度为10％，下降的速度在加快。

此外，大部分省区市的寿命不均等随时间呈现一直下降的状态，如江西、湖南、广西等。但是，个别省区市也出现在波动中下降的趋势，在图6-5中有些省区市年份较早的寿命不均等程度低于年份较晚的寿命不均等。

总体来看，从1990年到2010年，所有省区市的寿命不均等都在下降，健康公平性得到了改善，中西部省区市的改善幅度更大。

6.3.1 中国各省区市寿命不均等密度函数分布

本节采用核密度函数对寿命不均等变化进行分析。分析主要内容为寿命不均等分布的三个特征：位置、形态和延展性（刘靖等，2009）。

图6-6为1990年以来中国各省区市的男性寿命不均等密度函数的分布。从图中可以看出，中国各省区市男性寿命不均等密度函数随时间推移不断向左移动，寿命不均等在不断下降。1990年中国各省区市男性寿命不均等的均值为13.97年，1995年为13.48年，2000年为13.07年，2005年为12.86年，2010年为11.94年。这说明中国各省区市男性寿命不均等的均值逐年下降。其中，1990—2000年间，下降速度较为平稳，2000—2005年间，下降速度有所减缓，而2005—2010年间，下降速度有了明显提升。

1990年以来，中国各省区市男性寿命不均等的分布不断变窄，向均值聚拢。这说明了男性寿命不均等整体下降的同时，差异也在缩小。极

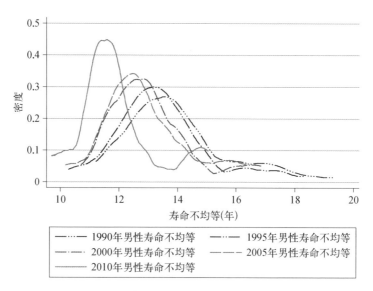

图 6-6 1990 年以来中国各省区市男性寿命不均等密度函数

大值越来越小,不断向均值靠拢,说明男性寿命不均等最高的省区市下降迅速。2010 年,男性寿命不均等密度函数具有明显的高峰厚尾的特征。相对于 1990 到 2005 年的男性寿命不均等密度函数,2010 年的峰值明显更高,变动区域明显更小,均值快速向左移动。这说明 2005 年到 2010 年中国各省区市男性寿命不均等的下降是加速的,向均值收敛更为明显。此外,2010 年男性寿命不均等密度函数的双峰特征非常突出,分别在11.85 年和 14.90 年附近收敛。

图 6-7 为 1990 年以来中国各省区市的女性寿命不均等密度函数的分布。从图中可以看出,中国各省区市女性寿命不均等密度函数不断向左平移。1990 年中国各省区市女性寿命不均等的均值为 13.46 年,1995年为 12.78 年,2000 年为 12.28 年,2005 年为 11.45 年,2010 年为 10.65年。这说明中国各省区市女性寿命不均等的均值逐步下降。其中,1990—2000 年间,女性寿命不均等下降速度较为平稳,每 5 年下降 0.60

年左右;而 2000—2010 年间,女性寿命不均等下降速度进一步加快,每 5 年下降 0.81 年。

中国各省区市女性寿命不均等分布区间由大变小,不断向均值靠拢,峰值越来越高,这说明了中国各省区市女性寿命不均等在下降的同时,不断向均值收敛,差异在减小。2010 年女性寿命不均等密度函数主要的波峰又高又陡,均值附近区间非常的窄,这说明 2010 年大部分省区市都集中在均值附近,收敛性非常明显,省区市之间差异非常小。此外,2010 年密度函数出现多峰现象,主要波峰在 10.20 年附近,而其他两个波峰分别在 11.80 年和 13.90 年附近。

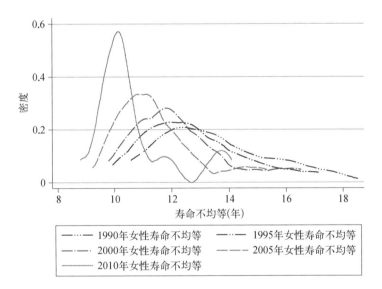

图 6-7 1990 年以来中国各省区市女性寿命不均等密度函数

图 6-8 为 1990 年以来中国各省区市男女总和寿命不均等密度函数的分布。从图中可以看出,中国各省区市男女总和寿命不均等的均值不断下降。1990 年中国各省区市男女总和寿命不均等的均值为 13.72 年,1995 年为 13.17 年,2000 年为 12.71 年,2005 年为 12.21 年,2010 年为

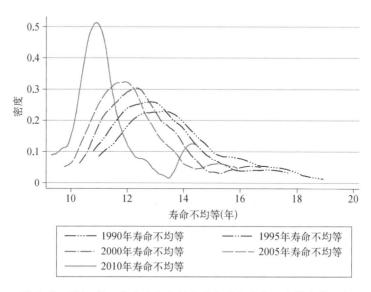

图 6-8　1990 年以来中国各省区市男女总和寿命不均等密度函数

11.36 年。其中,1990—2005 年间,中国各省区市男女总和寿命不均等的下降速度较为平稳,而 2005—2010 年间,下降速度明显提升。

　　中国各省区市男女总和寿命不均等的密度函数变化区间越来越窄,峰值越来越高,极大值越来越低,并不断向均值收拢,这说明在寿命不均等下降的同时,中国各省区市也在不断向均值收敛,省区市之间的差异越来越小。2010 年,寿命不均等的密度函数出现了双峰现象,波峰分别在11.00 年和 14.50 年附近。

　　根据上述分析,从 1990 年到 2010 年,无论是男性、女性,还是男女总和,寿命不均等密度函数均值都在向左平移,变化区间逐渐变窄,峰值越来越高,并不断向均值收拢。这说明中国各省区市寿命不均等有了显著下降,并且不断向均值收敛,省区市之间的差异在减小。在下降过程中,2005 年到 2010 年寿命不均等下降速度明显快于其他时间段。

　　寿命不均等下降过程也存在明显的性别差异。在同一年份中,女性的寿命不均等均值都要低于男性,在图中表现为女性寿命不均等的密度函数分布中心要比男性偏左。女性寿命不均等下降幅度明显高于男性。1990—2010年间,女性寿命不均等的均值下降了2.81年,男性寿命不均等的均值下降了2.03年。此外,男性寿命不均等在2005—2010年间快速下降,而女性寿命不均等开始快速下降的时间要提早到2000年。可以看出,1990—2010年间,女性寿命不均等的改善幅度明显大于男性。这使得原本存在的寿命不均等性别差异进一步加大。

此外,需要注意的是,寿命不均等的密度函数逐渐从单峰向多峰转变。特别是2010年,相对于其他年份,其寿命不均等密度函数多峰现象更为明显。男性和男女总和寿命不均等的密度函数出现了双峰现象,女性更是出现了三峰现象。这可能是由于那些年间,特别是2005—2010年间,中部省区市的寿命不均等经历了一个快速下降阶段,与西部各省区市逐渐拉开了距离,同时越来越靠近东部省市。这种多峰现象的出现,不利于全国整体寿命不均等的下降。因此,需要更多政策关注向高数值收敛的省区市,促进寿命不均等的进一步降低,减小地区差异,从而使得不同地区居民享受更为公平的健康。

总的来说,1990年以来,中国各省区市寿命不均等都有大幅度改善,特别是中西部地区。中国各省区市寿命不均等的差异在不断缩小,这有利于全国整体寿命不均等降低。但是,需要注意的是,2010年,寿命不均等密度函数多峰现象更为明显,需要更多相关政策,来帮助寿命不均等较高的省区市降低寿命不均等。男性、女性寿命不均等密度函数分布具有相似性,不过,女性寿命不均等的情况相对好于男性。

6.3.2　中国各省区市寿命不均等的地理分布

中国各省区市寿命不均等在地理分布上,具有区域性、阶梯性、聚集性等特点。地理位置相近的地区的寿命不均等具有相似性。这可能是因为地区地理气候环境、社会经济发展相似等所导致的。此外,寿命不均等,从内陆向沿海方向,从西部向东部方向,逐步降低。这可能与区域间社会经济阶梯变化趋势相关。

表 6 - 1　中国分区域的各省区市寿命不均等(单位:岁)

区　域	省区市	年　　份				
		1990	1995	2000	2005	2010
西部 地区	西　藏	18.9	17.8	16.2	15.4	14.3
	青　海	17.1	15.1	14.5	14.3	14.2
	云　南	16.7	16.6	16.2	15.3	14.2
	新　疆	16.4	14.3	13.5	13.1	12.3
	贵　州	16.4	16.6	16.7	15.9	14.5
	广　西	14.6	13.8	13.0	12.6	11.5
	内蒙古	13.6	12.8	12.7	11.9	11.1
	甘　肃	13.6	14.1	14.0	13.0	12.1
	宁　夏	13.6	13.2	12.7	13.4	12.9
	陕　西	13.3	13.0	13.0	12.0	10.8
	四　川			13.4	13.1	11.7
	重　庆			13.4	12.7	11.5
中部 地区	江　西	15.0	14.4	14.0	12.7	11.1
	湖　南	14.9	14.2	12.9	12.1	10.9
	湖　北	14.1	13.2	12.2	11.9	10.9

续　表

区　域	省区市	年　份				
		1990	1995	2000	2005	2010
中部地区	安　徽	13.3	13.2	12.7	12.2	11.2
	河　南	12.8	12.6	12.2	11.2	10.7
	山　西	12.7	11.7	12.0	11.7	10.9
东北地区	黑龙江	13.4	12.1	11.5	11.3	10.7
	吉　林	13.3	12.6	11.9	11.3	10.6
	辽　宁	12.5	12.0	11.7	11.4	11.0
东部地区	福　建	13.3	12.8	12.0	11.5	10.7
	海　南	13.3	12.8	11.9	11.8	11.3
	浙　江	12.4	12.2	11.6	11.4	10.6
	江　苏	12.3	12.0	11.5	11.3	10.3
	山　东	12.3	12.1	11.8	11.4	10.6
	广　东	12.1	11.8	11.5	11.1	10.2
	河　北	11.8	11.8	11.8	11.5	10.8
	天　津	11.4	10.8	10.6	10.4	9.7
	北　京	11.0	10.9	10.6	9.8	9.3
	上　海	11.0	10.8	10.3	9.9	9.4

79

从表6-1中可以发现,在每一个年份,西部地区寿命不均等程度较高,中部地区次之,东部地区寿命不均等程度较低,东部地区、中部地区、西部地区的寿命不均等呈现出阶梯性。而且,随着时间推移,中国各省区市的寿命不均等都有大幅度下降。但是与此同时,寿命不均等分布的阶梯性一直存在,并没有消失。中国各省区市的寿命不均等存在一定空间相关性,或称为聚集性。

检验全局空间相关性,通常采用全域莫兰指数(Moran's I)法和Getis统计法这两种方法(马骊,2007;陈彦光,2009)。本节采用全域莫兰指数法进行寿命不均等空间相关性检验。莫兰指数值绝对值越大,空间相关性越强。莫兰指数值的负值表示空间负相关性,正值表示空间正相关性。Z值表明相关性的显著性。Z值绝对值大于1.96,相当于5%显著水平。1990—2010年寿命不均等莫兰指数值如表6-2所示。

表6-2　中国各省区市寿命不均等空间相关莫兰指数值

年份 数值	1990年	1995年	2000年	2005年	2010年
莫兰指数值	0.402 883	0.371 486	0.335 371	0.361 350	0.319 554
Z值	5.289 378	4.922 741	4.833 199	5.160 554	4.611 268

表6-2中,每个年份的寿命不均等莫兰指数值都为正值,且Z值都大于1.96。这表明中国各省区市的寿命不均等具有显著空间正相关性。也就是说,中国各省区市的寿命不均等并不是完全随机分布的,地理位置相近的省区市的寿命不均等水平相似,即寿命不均等的高值省区市与寿命不均等的高值省区市相邻,寿命不均等的低值省区市与寿命不均等的低值省区市相邻,表现为明显的空间聚集性。

寿命不均等的全局空间具有正相关性,那么每个省区市之间具体空间相关性如何呢?这需要局部空间相关性检验。本节采用基于Getis统计的空间热点分析法,找出局部空间相关性强的省区市(Getis et al.,2000)。其中,"热点"表示相关性强。通过对 5 个年份的空间热点分析,发现寿命不均等的局部空间分析也存在聚集性。寿命不均等的低值热点集中在东部和东南部,寿命不均等的高值热点集中在西部。由表 6-3 可以看出寿命不均等的高值热点主要为四川、云南、西藏。四川除去 1990 年和 1995 年没有统计数据外,其他年份一直处于高值热点。寿命不均等的低值热点主要为湖南、安徽、浙江、江西、福建、广东。其中安徽一直处于低值热点。北方各省市并没有出现寿命不均等的热点,即局部空间相关性不强。

表 6-3 中国各省区市寿命不均等局部空间相关热点分布情况

热点 ＼ 年份	1990 年	1995 年	2000 年	2005 年	2010 年
高值热点	新疆、西藏	—	四川、云南	四川、云南	四川、西藏
低值热点	湖南、安徽	湖南、安徽	江西、广东、福建、浙江、安徽	江西、广东、福建、浙江、安徽	湖南、江西、广东、福建、浙江、安徽

此外,低值热点范围不断扩大。由 1990 年和 1995 年的湖南、安徽两个省份,扩大到 2010 年湖南、安徽、浙江、江西、福建、广东 6 个相邻省份。寿命不均等的低值热点聚集效应越来越强。而高值热点并没有扩大范围,热点个数维持在 2 个。这也说明全国的寿命不均等情况在改善。需要指出的是,四川和安徽寿命不均等一直处于局部空间的"热点"中,与周边省区市空间相关性强,是其所在区域寿命不均等整体情况的代表。因此,要特别关注这两省份的寿命不均等下降情况,通过关注这两个省份寿命不均等下降情况,来了解该区域整体的寿命不均等下降情况。

6.3.3 公共政策与寿命不均等

如前所述,在一个社会的公共资源给定的情况下,如何利用和分配这些资源以促进健康将直接影响整个社会的健康公平。一般而言,政府卫生经费占财政支出的比重是一定发展水平下社会可用于健康促进的资源条件,在一定社会制度安排下,这个比重越高意味着可以用于改善健康的资源越多,政府在追求健康公平上的愿望越强,这一比重也与健康公平和寿命不均等有紧密的关系。此外,大量研究表明,收入和教育对健康改善具有重要的作用,所以把二者作为控制变量,以求准确分析公共政策对寿命不均等的影响。具体方程如下:

$$e^{\dagger}{}_{ij} = \alpha_i + \beta \ln gdp_{ij} + \gamma gini_{ij} + \delta ed_{ij} + \theta gf_{ij} + \varepsilon_{ij} \qquad (6.1)$$

其中,i 表示不同省区市,j 表示不同年份。由于 1990 年的政府卫生经费占财政支出的比重数据的缺失,这里只对 1995 年、2000 年、2005 年、2010 年进行面板数据分析,分析结果如表 6 - 4 所示。

82

表 6 - 4 影响寿命不均等的因素情况分析

	OLS1	OLS2	FE	RE
政府卫生经费占财政支出的比重(gf)		−0.50 (0.938)	−13.80*** (0.004)	−12.86*** (0.004)
人均收入水平自然对数($\ln gdp$)	−0.40* (0.053)	−0.61** (0.012)	−0.49** (0.050)	−0.46** (0.042)
居民收入基尼系数($gini$)	5.77*** (0.000)	7.54*** (0.000)	0.55 (0.778)	3.82** (0.015)
平均受教育年限(ed)	−0.80*** (0.000)	−0.58*** (0.000)	−0.42** (0.022)	−0.54*** (0.001)
常数项	19.86*** (0.000)	19.57*** (0.000)	20.63*** (0.000)	19.93*** (0.000)
R^2	0.741 3	0.738 3	0.664 5	0.716 9
F 值			17.65*** (0.000)	

说明: *** $p < 0.01$, ** $p < 0.05$, * $p < 0.1$。

首先,将人均收入水平自然对数、居民收入基尼系数、平均受教育年限加入模型(OLS1),三个自变量的正负方向与预期相一致。居民收入基尼系数、平均受教育年限具有显著影响,而人均收入水平自然对数也具有统计上的显著性。

然后,进一步加入政府卫生经费占财政支出的比重(OLS2)。四个自变量的正负方向与预期相一致。其中,居民收入基尼系数、平均受教育年限的影响依然显著。人均收入水平自然对数相关性由在 0.1 水平上显著变为在 0.05 水平上显著。而政府卫生经费占财政支出的比重 p 值为 0.938,远大于 0.10,显著不相关。因此,单纯进行线性回归,回归效果不佳。

接着,对数据进行固定效应分析和随机效应分析。豪斯曼(Hausman)检验的结果是 $H=6.62, p=0.1575$。虽然 p 值大于 0.05,可以接受 Hausman 原假设,但是由于参数估计方差之差为非正定矩阵,非观察个体特征项与解释变量相关,不满足随机效应的基本假设。因此,本节以固定效应模型对影响寿命不均等的因素进行面板回归分析。在固定效应模型中,面板数据通过了异方差和自相关性检验。政府卫生经费占财政支出的比重与寿命不均等显著负相关($p<0.01$),人均收入水平自然对数和平均受教育年限与寿命不均等显著负相关($p<0.05$),居民收入基尼系数虽然不显著,但是回归系数方向与预期方向相一致。

政府卫生支出可能会由于某些突发卫生事件而急剧上升,比如 2003 年"非典"、2020 年新冠疫情。为了降低突发卫生事件对政府卫生支出的影响,本节将相应年份的近 3 年的政府卫生经费占财政支出的比重进行平均,然后再进行面板回归分析。这样能更为全面地反映政府支持卫生事业的力度对寿命不均等的影响。通过 Hausman 检验,最终采用固定效应面板回归分析,并且面板数据通过了异方差和自相关性检验。最后得到结果如下:人均收入水平自然对数的回归系数为 -0.88($p=0.009$);居民收入基尼系数的回归系数为-0.57($p=0.843$);平均受教育年限的回归系数为-0.06($p=0.798$);政府卫生经费占财政支出的比重3年平均值的回归系数为-11.51($p=0.108$)。与表6-4固定效应模型(FE)相比,政府卫生经费占财政支出的比重由3年平均值代替当期值时,变量统计显著性都降低。这可能与数据量减少有关。由于文中收集的政府卫生经费占财政支出的比重数据只从1995年开始,当政府卫生经费占财政支出的比重使用当期值时,1995年、2000年、2005年、2010年4个年份有数据;当政府卫生经费占财政支出的比重使用3年平均值时,只有2000年、2005年、2010年3个年份有数据,数据量相对减少了25%。数据量的减少,可能使得模型中变量的显著性下降。不过,政府卫生经费占财政支出的比重3年平均值回归系数为负值,与预期相符。

综上所述,中国各省区市政府卫生经费占财政支出的比重与寿命不均等负相关。当使用当期值时,政府卫生经费占财政支出的比重的相关性显著;当使用3年平均值时,政府卫生经费占财政支出的比重的相关性不显著。这可能是数据量减少造成的。由此可见,中国各省区市政府卫生经费占财政支出的比重越高,政府对卫生事业支持力度越大,医疗卫生制度越公平,寿命不均等越低。

在公共政策中加强政府的作用是降低健康差异的重要措施。一般认为政府具有公共性。政府卫生支出优先考虑基础性医疗服务以及预防性卫生医疗,其受益对象是全体成员。政府卫生支出增长,能提高整体健康水平,促进健康公平。政府主导的公共筹资也可以促进健康公平。在卫生筹资方面,有公共筹资与私人筹资两类。由于医疗卫生服务产品具有信息非对称性等特殊性,政府主导的公共筹资相对于私人筹资更具效率和公平性,能促进健康公平,降低寿命不均等。在私人筹资中,医疗卫生服务是由市场价格机制决定的。由于医疗卫生服务市场具有信息非对称的特点,容易引起道德风险、逆向选择等问题,使得市场作用失效。而政府主导的公共筹资,具有强制性,能确保筹资范围全覆盖,从而分散疾病风险,避免由信息非对称引起的问题(陈秋霖,2014)。政府主导的公共筹资促使医疗服务更为均等,有利于实现居民健康公平。因此,在卫生筹资中,公共筹资比重越大,越有利于健康公平。而公共筹资作用效果如何,受到政府行为的影响,比如政府对医疗卫生的支持力度。政府支持力度越大,公共筹资在卫生筹资上的作用越大,医疗服务越公平,健康结果越公平。

第七章
中国预期寿命超前发展

　　许多因素都与人口健康和生存状况密切相关,包括人均收入、受教育水平、净水供给、城市化水平和公共教育、卫生支出等。其中,人均收入是影响预期寿命水平的一个重要变量。通常而言,更高的经济收入水平意味着更高的预期寿命。Preston(1975)最先对人均收入和预期寿命的相互关系进行了比较系统的研究。他发现人均收入对预期寿命的弹性是随着人均收入的增加而逐渐减弱的,人均收入和预期寿命的关系曲线随时间的推移而向上平移。

　　按照 Preston 曲线所描述的经济增长与预期寿命的关系,在收入水平较低时,收入增长能带来显著的预期寿命增长,但是达到极高收入水平后,收入增长对提高预期寿命的作用将明显降低(图 7-1)。这与中国 20 世纪后半叶的发展历程基本吻合。然而,中国预期寿命不仅经历了快速的增长,还实现了惊人的超前增长,而且这种超前增长是传统框架所无法解释的。

　　图 7-1 是 1960 年、1990 年和 2019 年人口规模超过 500 万国家的预期寿命与人均 GDP(美元 2015 年不变价)的 Preston 曲线图,刻画了国际经验关系。按照 1960 年拟合曲线,中国预期寿命应该是 36.8 岁,但是实际值是 43.7 岁,也就是说,中国预期寿命超前于国际经验值 7 岁之多。按照 1990 年的数据,中国预期寿命比国际平均水平超前了 12 岁。2019

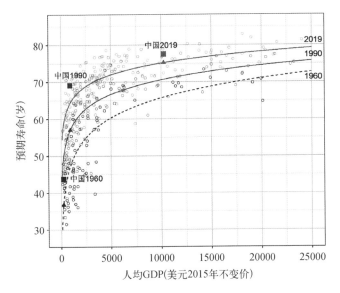

图 7-1　1960 年、1990 年和 2019 年预期寿命与人均 GDP 的相关性

数据来源：世界银行(2022)、联合国(2019)

说明：方块和三角形是对应年份的实际预期寿命与模型估计的预期寿命。

年,中国已经达到中高收入水平,进入收益递减阶段,预期寿命的超前幅度减少到 2.3 岁。

假如中国预期寿命沿着 1960 年的 Preston 曲线移动,那么中国人均 GDP 在 1960—1990 年的增长可以提高预期寿命 10.3 岁;如果是按 1990 年的曲线,则收入增长能让预期寿命增长 7.5 岁。二者平均得到 1960—1990 年间经济增长可以让预期寿命增长 8.9 岁。其次,按照中国 1960 年和 1990 年的人均收入,曲线从 1960 年到 1990 年的向上移动分别能带来预期寿命增量 12.7 岁和 9.9 岁,二者平均得到技术进步让预期寿命增长 11.3 岁。上述二者合计,1960 年到 1990 年间中国预期寿命理论上能增长 20.2 岁(=11.3 岁+8.9 岁)。但是,实际上中国预期寿命的增量达到了 25.4 岁,比理论值 20.2 岁多出了 5.2 岁。因此,Preston 框架解释了中国 1960—1990 年预期寿命增量的 80%,其余 20% 无法用经济增长和技术进步来解释。

中国人口预期寿命的超前发展还可能来自国内各地的预期寿命与收入变化的差异。《2005年人类发展报告》注意到,中国广大中西部地区的人口预期寿命要远高于按照人均收入和预期寿命的经验关系所能达到的程度,也就是说,中国广大中西部地区的人口预期寿命要超前于当地的收入水平。这种超前于收入水平的预期寿命极有可能是因为中央财政转移支付作为外生变量人为地提高了当地的健康水平。

进一步的研究显示,不仅是中西部地区的人口预期寿命超前于当地的收入水平,东部地区的预期寿命也超前于收入水平。从世界银行的可得数据中,我们可以对中国整体的预期寿命超前于经济发展水平这一点进行简单的验证。图7-2显示了1981年、1990年、2000年和2010年世界各国不同收入组的预期寿命与人均GDP的相互关系的散点图。图中的收入分组(即高收入组、中高收入组、中低收入组和低收入组)来源于世界银行相应年份的数据。由于世界银行只公布了1987年以来的世界各国的收入分组情况,因此将1987年的收入分组套用在1981年的数据中。1981年之后的人均GDP均按照1981年不变美元价值进行调整。

从图7-2可以看出,在同等收入水平的国家中,中国的预期寿命处于高位,即使与收入水平远高于中国的国家相比,中国的预期寿命也毫不逊色。1981年中国人均GDP为197.07美元,按人均GNI分组属于低收入组,1981年低收入组的平均人均GDP为346.18美元,平均预期寿命为50.43岁,而中国的人口预期寿命却达到了66.94岁,接近同时期人均GDP几乎为中国20倍的中高收入组的平均预期寿命。1990年中国人均GDP为230.99美元,属于低收入组,这一时期低收入组的平均人均GDP为279.96美元,平均预期寿命为53.37岁,而中国的人口预期寿命为69.03岁,接近同时期人均GDP为中国

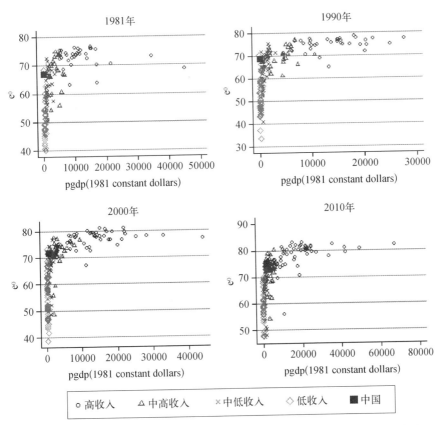

图 7-2 1981—2010 年世界各国不同收入组预期寿命(e^0)与人均 GDP 的关系

数据来源：世界银行(2020)

20 倍的中高收入组的平均预期寿命。2000 年中国人均 GDP 为 568.45 美元,属于中低收入组,该年中低收入组的平均人均 GDP 为 1 055.53 美元,平均预期寿命为 68.02 岁,而中国却为 71.73 岁,比平均人均 GDP 为 3 723.57 美元的中高收入组还要高 0.47 岁。同样, 2010 年中国人均 GDP 为 2 186.07 美元,属于中高收入组,而中高收入组的平均人均 GDP 比中国高了 1 482.94 美元,而平均预期寿命却比中国低 1.94 岁。由此可见,与同等收入水平的国家相比,中国在预期寿命延长上的表现是非常令人瞩目的。

Preston(1975)虽然认为预期寿命与人均收入之间密切相关,但也指出人均收入的增长只能解释预期寿命增长的很小一部分,而预期寿命的增长主要是由于收入的外生因素所致,这些外生因素包括营养(人均热量消耗)和识字率(成人识字率水平)。马淑鸾(1989)发现在发展中国家,经济收入水平影响人口预期寿命的强度要低于发达国家,而像受教育程度、医疗卫生条件和城市化水平等因素对发展中国家预期寿命的影响要大于对发达国家的影响,所以发展中国家能够在经济发展水平较低的情况下,通过先进的医学技术改善本国的预期寿命。Easterlin(1999)进一步指出预期寿命的大部分改善是由于对疾病的预防控制,而疾病控制新技术的落实需要围绕公共卫生体系的新制度的发展。从这个角度来说,政府对于预期寿命的不断改善起到了不可忽视的作用。不论是 Preston、马淑鸾还是 Easterlin,他们所认为的与预期寿命增长有密切关联的外生因素都绕不开政府这一主体,预期寿命超前于经济收入水平的现象的背后,政府可能起到了非常重要的作用。

新中国成立以来,中国的人口预期寿命迅速提高。从上文中我们已经看到,与同等收入水平的国家相比,中国的预期寿命远远超前于自身的经济收入水平。我们进一步考察中国内部的区域差异,发现预期寿命的超前发展现象更加突出。东、中、西部 1990 年人口预期寿命均值分别为71.6 岁、68.6 岁、65.92 岁,2010 年人口预期寿命均值分别为 73.31 岁、72.3 岁、72.19 岁。1990—2010 年间,东、中、西部地区间预期寿命均值的差距变小。按照 1981 年不变美元进行调整后,东、中、西部 1990 年人均GDP 分别为 377.89 美元、198.98 美元、176.43 美元,2010 年人均 GDP 分别为 3 567.29 美元、1 843.57 美元、1 703.59 美元。1990—2010 年间,东、中、西部地区间人均 GDP 的差距是扩大的。比较区域间预期寿命和经济收入水平,我们可以初步观测到中西部地区的人口预期寿命超前于该地区的经济收入水平。东部地区的人口预期寿命大大高于同等收入水平下的某些国家或地区。

那么中国预期寿命超前发展的原因是什么？这与各地预期寿命与收入变化的差异是否有内在的联系？虽然关于预期寿命的研究十分丰富，但是这些研究主要集中于预期寿命的时空演变、影响预期寿命的宏观因素以及预期寿命对社会经济的影响。国外学者就经济收入变量与预期寿命的关联性进行了广泛而深入的研究，但预期寿命超前度研究在国外并不多见；而国内学者较少深入研究经济收入变量如何影响预期寿命，研究预期寿命超前现象更是几乎空白。黄荣清、庄亚儿（2004）曾经在相关研究中提及中国以相对较低的人均收入水平达到了相对较高的平均预期寿命，但是并没有继续深入研究为什么中国能够实现超前于本国经济收入水平的预期寿命。

我们认为中国预期寿命超前发展的一个可能原因是：中央财政对地方的转移支付对各地区，尤其是中西部欠发达地区的教育、健康发展产生了积极的促进作用。1994年，伴随着分税制改革带来的地方政府财权、事权不匹配和地区之间财力不均衡的问题，转移支付制度走上了历史舞台。历年的财政年鉴的数据显示，中央对地方的转移支付数额逐年增加，基本弥补了地方财政赤字。特别是随着西部大开发和中部崛起战略的推行，中国转移支付对中西部的倾斜力度是非常大的。对于中西部省区市来说，本地财政支出的绝大部分都是由中央的转移支付所承担的。换而言之，地方对于教育、医疗卫生等方面的财政支出离不开中央对地方的财政转移支付，因此，中央对地方的转移支付与各省区市人口健康的改善有着不可割裂的关系。

中国各地发展水平存在显著的区域差异，而在中国一贯的全民健康战略下，中央政府不会放任较落后地区的自然发展。中央财政转移支付的一个积极意义就是尽可能缩小地区间差异。通过这种转移支付,把当地人口预期寿命拉高,而当地的收入水平相对于预期寿命又显略低,因此在整个国家的层面,能看到中国预期寿命远远超前于经济发展水平。

虽然许多研究都已经指出中国的公共政策和社会治理在健康促进上发挥着重要的作用,但是这些政策发挥作用的机制并没有得到更深入的考察。比如,财政转移支付及其带来的较落后地区教育卫生事业的超前发展,可能就是促使当地预期寿命超前发展的一个重要原因。由于是转移支付,当地收入水平的提升并不能代表当地经济的发达程度。而且,根据 Preston 曲线,对于处在收入水平较低的地区,即使是少量的收入增长也能带来大幅的预期寿命增长。所以,转移支付在整体上促进了全体人口健康水平的提高,无疑也提高了中国人口的寿命均等。无论从预期寿命还是寿命均等来看,都是整体福利水平的改进。

此外,改革开放以来大规模的人口流动也对人口健康起到了促进作用。转移支付是按照户籍人口计算的,中西部大量的劳动力人口流出,就等于减小了分母,提高了中西部地区的人均卫生健康资源拥有量,对中西部地区的预期寿命超前发展可能存在一定的促进作用。然而与此同时,人口流动也使得中西部地区的人口负担加重,可能会削弱转移支付的实际效果。由于迁移的健康选择性,健康状况较好的人群(主要是劳动年龄人口)流入东部地区,提高了东部地区的健康资本存量,也减轻了东部地区的人口负担,这可能导致东部地区人口预期寿命的超前发展。

综合以上分析,中国各省区市预期寿命超前于经济收入水平的现象与转移支付和人口流动存在紧密的关联性。因此,本章基于政府转移支付的视角,考虑人口流动的影响,对中国预期寿命的超前发展现象进行研究。

7.1 预期寿命的宏观影响因素

7.1.1 经济收入变量对预期寿命的影响

越富有的国家一般来说预期寿命越高。关于经济收入和预期寿命的这一关系最早是由 Preston(1975)提出的。Preston 根据研究发现,预期寿命和人均国民收入存在曲线相关,因此他利用一个带固定系数的Logistic 模型对 20 世纪 30 年代和 60 年代的人均收入和预期寿命进行拟合。模型拟合的结果显示,在人均收入水平较低时,随着人均收入水平的提高,预期寿命增长较快;而当人均收入水平提高到一定程度后,随着人均收入水平的提高,预期寿命的增长幅度越来越小。在文章中,Preston先以 20 世纪 30 年代的拟合曲线为基础,分别代入 30 年代和 60 年代的人均收入估计预期寿命,得到一个差值;然后以 20 世纪 60 年代的拟合曲线为基础,再分别代入 30 年代和 60 年代的人均收入估计预期寿命,也得到一个差值;两个差值的平均数即为人均收入增长所贡献的预期寿命增长数额。而将同一年代的人均收入代入不同年代的拟合曲线得到的预期寿命差值的平均值即为收入水平的外生因素所引致的预期寿命增长数额。据此,Preston 指出收入水平的外生因素解释了 20 世纪 30 年代至60 年代期间 75%～90%全世界范围内的预期寿命增长,其中,他认为营养(人均热量消耗)和识字率(成人识字率水平)是预期寿命增长的主要原因,而人均收入增长只解释了 10%～25%的预期寿命增长。

Preston 的研究在 30 年后重印(Preston,2007),并加入了一个扩展讨论及作者的反驳。在文章中,他强调了对死亡率发展的健康干预的重要性(Kunitz,2007),认为 McKeown(1976)将公共卫生改善排除在死亡率的影响因素之外是不够恰当的;他强调了技术进步对人口健康的贡献

(Bloom et al.，2007)，认为在 McKeown 所提出的影响死亡率的三大因素(生活水平、公共卫生措施和医疗实践)的基础上，可能要补充第四个因素——个人卫生保健措施；并讨论了为什么相同数量的收入随着时间的推移能够实现更高的健康水平(Wilkinson，2007)。这意味着对于同等收入水平的国家或地区，对健康的公共或个人的投入越多，预期寿命也相对更高。

Rodgers(1979)认为预期寿命和个体层面的收入有关，并观察到经验数据中该关系存在一个渐近行为。他利用收入的倒数、对数或其他转换形式作为自变量，提出一个非线性模型。在他的文章中，他持续详细调查预期寿命、收入和收入分布(基尼系数)之间的关系。Pritchett 和 Summers(1996)利用多国健康(婴儿和儿童死亡率、预期寿命)的时间序列数据来估计收入对健康的影响。为了更纯粹地识别收入对健康的影响，他们加入了收入增长的外生因素作为工具变量，计量结果表明不管是否使用工具变量，收入对健康的影响是相同的，因此收入对健康的因果关系是成立的。Deaton(2004)参考了 Preston(1975)的研究，使用非参数人口加权回归函数对 2000 年人均 GDP 和预期寿命的平均关系进行拟合。Schnabel 和 Eilers(2009)对 Preston 模型进行进一步延伸。他们提出一个边界估计模型，应用于 1900—2005 年世界上大部分国家的 GDP 和预期寿命数据，研究给定人均 GDP 所能达到的预期寿命的极限。Becker 等(2005)将一个对数函数应用于 1965 年和 1995 年的数据，参考以及确认 Preston 的研究，调查研究了预期寿命收敛和收入之间的关系。他们研究发现，尽管预期寿命收敛，然而这一时期的人均收入并没有收敛，这与 Preston(1975)的研究中人均收入和预期寿命的截面关系随时间的推移而向上移动是一致的。Banister 和 Zhang(2005)研究了中国死亡率水平的决定因素和 1981 年以来的变化趋势。计量结果表明，经济发展水平和社会政策都对生存结果十分重要，但对死亡率的各种测量指标影响程度有所不同。经济增长在降低儿童死亡率,尤其是成人死亡率上至关重要,并且促进了预期寿命的提高。Mackenbach 和 Looman(2013)则对 20 世纪后半叶欧洲预期寿命增长的主要推动力进行了评估。他们认为 1960 年以前,由于传染性疾病导致的死亡率迅速下降,国民收入和预期寿命的关系曲线向上移动幅度较大,这一期间欧洲预期寿命增长的 2/3 到 4/5 可以归因为外生因素。而在 1960 年之后,在心血管疾病控制方面取得的成就是预期寿命增长的主要驱动力,而心血管疾病死亡率的下降主要归功于国民收入的提高,所以外生因素只解释这一期间预期寿命增长的 1/4 到 1/2。因此,他们认为,与早期相反,欧洲国家近期预期寿命的增长更依赖于经济增长。

国内这方面的研究并不是很多,主要有马淑鸾(1989)基于通径分析的方法,发现相较于发达国家,发展中国家的经济变量直接影响预期寿命的强度并不大,她认为经济变量是通过许多中间变量影响预期寿命的。黄荣清和庄亚儿(2004)指出经济因素是人口死亡的不可或缺的甚至可以说是决定性的影响因素,人均国民收入和预期寿命之间存在统计显著的相关性,并且人均国民收入越高,预期寿命增长得越慢。两者间的这一关系与 Logistic 函数十分相似,而计算结果表明我国男性、女性的实际预期寿命都要高于拟合函数的值。黄荣清(2005)也得出了类似的结论。王森(2014)通过计量分析发现经济发展水平、教育资源数量和卫生资源数量都对预期寿命具有正向影响,其中,经济发展水平和教育资源数量对预期寿命的影响在统计上显著,而卫生资源数量对预期寿命的影响并不显著。

也有许多学者认为,收入的平均水平对预期寿命的影响并不如收入是如何分布的影响来得重要。其中,Wilkinson(1990,1992)为这一领域的研究做出了突出的贡献。Wilkinson(1990)赞同 Rodgers(1979)的观点,认为国家越富有,预期寿命和收入的平均水平之间的关系越弱,而收入分布对预期寿命的影响力日益增长。他认为发达国家的人均 GNP(以 1985 年不变价格美元衡量)与预期寿命之间缺乏关联,在拥有可比性更好的 GNP 国际数据的情况下,需要对这一关联进行更多的深入研究。其后,基于之前的研究,Wilkinson(1992)以男性和女性加总的预期寿命作为死亡率的替代指标,使用购买力平价调整人均 GNP 后,他发现 23 个 OECD 国家的人均 GNP 和预期寿命弱相关。在 Wilkinson(1990)研究的基础上,他认为收入分布和预期寿命的相关性足够强,除了小部分国家,两者不仅在截面数据分析中显著相关,在时间序列数据分析中也显著相关。

7.1.2 非经济收入变量对预期寿命的影响

虽然经济收入变量是影响预期寿命变动的一个重要因素,但是也有许多非经济收入变量与预期寿命的变化紧密相关。对于除经济收入变量以外的影响预期寿命的相关因素,国外学者也进行了大量的研究。公共卫生支出是其中一个很重要而又充满争议的影响因素。Easterlin(1999)认为近两个世纪以来预期寿命的改善并没有太多得益于市场的力量,而新的疾病知识和公共卫生体系对预期寿命的改善十分必要。大多数的研究表明公共卫生支出对预期寿命起到显著作用。也有研究进一步认为公共卫生支出对于穷人的意义更大,政府医疗卫生支出对穷人的影响更强烈。进一步发散来说,对于经济收入水平较低的国家或地区,公共卫生支出对于当地人口的预期寿命改善起到的作用,可能要显著强于经济收入水平较高的国家或地区。最有趣的则是 Berger 和 Messer(2002)的研究,他们发现死亡率取决于混合医疗卫生支出和医疗保险类型,而公共医疗卫生支出比重的提高会导致死亡率上升,但他们认为这与选择的研究样本有关。此外,预期寿命的发展史上也存在很多政治环境可能对人口健康产生暂时或持续影响的情况,民主国家一般而言有着更高的预期寿命。

教育对预期寿命有显著影响,教育一方面提高了劳动力的生产力,从而增加了收入,改善了生活质量;另一方面也提高了人们的健康意识。城市化也是影响预期寿命的一个重要因素,有研究表明城市人口有着更好的医疗服务、受教育机会和更优越的社会环境,这些都对预期寿命起到了积极的作用,但也有学者认为人口越密集的地区健康状况越差,进而预期寿命也就越低。不过不可否认的是,城市化水平确实对预期寿命存在重要影响。除了以上影响因素,种族、净水供给等因素也是预期寿命的重要决定因素。

国内学者除了研究发现以上因素也对我国预期寿命变化存在重要影响以外,更关注我国预期寿命区域差异的影响因素。一些学者从受教育程度、职业状况、婚姻状况和城市化水平的角度,在我国人口死亡水平的区域差异问题上,进行了深入透彻的研究。任强、游允中等(2004)利用1981年以来的三次人口普查数据,对20世纪80年代以来我国人口预期寿命的区域差异进行分析后,认为经济发展水平、文化教育因素和社会基本卫生条件是导致人口预期寿命存在显著的区域差异的重要影响因素。苟晓霞(2011)指出我国各年龄组的平均预期寿命自1995年到2005年有了明显的提高,这与过去十年间我国居民生活水平的提高、医疗卫生条件的改善和婴幼儿死亡率的下降紧密相关;而预期寿命在不同性别、不同时期和不同地区间存在差异的主要原因是年龄别死亡率的不同,而男女两性的生理差异、医疗卫生条件的差异以及生存环境、生活方式的不同等因素共同造成有差别的年龄别死亡率。李婷(2015)基于生命力模型对我国成年人口的预期寿命进行了分析研究。她主要发现我国不同性别成年人口之间的预期寿命不均等主要是外生环境因素导致的,而成年人口预期寿命的城乡差异则主要是由于慢性衰老过程的差别。而蔡玥等(2016)发现我国预期寿命增长受到政府政策干预的重要影响,他们认为健康保障与服务公平性政策的改进是我国预期寿命地区间差异逐步降低的重要原因。

97

7.2 预期寿命对社会经济变量的影响

国内外学术界对预期寿命的变动带来的影响主要聚焦于预期寿命变化对储蓄率和经济增长的作用。由于预期寿命的变动意味着人口年龄结构的改变,因此最开始关于预期寿命对社会经济变量的影响的研究集中于对储蓄率的作用上,并以储蓄率为媒介,间接地研究预期寿命变动对经济增长的影响。Schultz(2005)指出,生命周期理论在解释东亚地区的"储蓄率之谜"上并不适用。实证结果也表明,东亚地区的高储蓄率是所有年龄结构人群增加储蓄所致。Lee 等(2000)、Bloom 等(2003)、Li 等(2007)从预期寿命增长的角度出发,探究东亚地区高储蓄率的背后机制。他们的分析结果表明,预期寿命增长是东亚地区高储蓄率的主要影响因素。在国内,关于预期寿命对储蓄率的影响的研究并不多。刘生龙等(2012)、范叙春和朱保华(2012)、孟令国等(2013)的研究结果都指出我国人口预期寿命对国民储蓄率存在正向的显著影响,人口预期寿命的增长显著提高了我国的国民储蓄率。金刚等(2015)进一步引入分段预期寿命,研究发现我国老年期预期寿命和工作期预期寿命分别对国民储蓄率存在正向和负向的影响,他们认为随着我国预期寿命延长模式由工作期预期寿命与老年期预期寿命共同主导转变为老年期预期寿命主导,我国预期寿命延长对国民储蓄率的影响可能将进一步增强。

其后,研究者开始直接构建预期寿命与经济增长之间的关联模型。国外学者关于预期寿命对经济增长的作用的研究并没有明确的实证结果。Desbordes(2011)研究发现 1940—1980 年间预期寿命的提高对人均收入的影响是非线性的,因为这种影响取决于各国预期寿命的初始水平。对于初始预期寿命低于 43 岁的国家,更高的预期寿命对人均收入存在初始的显著负面影响。而对于初始预期寿命高于 53 岁的国家,更高的预期寿命对人均收入的初始影响则相反。Cervellati 和 Sunde(2011)就预期寿命对经济增长的因果效应是非单调的这一假说进行研究,从不同的实证模型和验证方法中得到的结果证明这一效应确实是非单调的,其中,人口转变是一个重要转折点。在人口转变之前,预期寿命对经济增长的因果效应为负(但通常不显著);而在人口转变之后,预期寿命对经济增长的因果效应显著为正。Hansen 和 Lønstrup(2015)利用现代医学扩散中死亡率的条件外生变量,从宏观层面上解释预期寿命增长对人均 GDP 增长的影响。实证分析表明预期寿命的初始水平和人均 GDP 增长率相关性为负,但他们也指出研究结果并不排除不断提高的预期寿命是促进当今发达国家经济增长的一个重要因素。Kunze(2014)使用一个世代交叠模型研究预期寿命增长之间的关系。他们认为预期寿命对经济增长的影响是非线性的,而这一相关关系严重依赖于遗产可否转移给下一代。具体而言,如果遗产可以转移给下一代,预期寿命的提高会减少经济增长;而如果遗产不能转移给下一代,预期寿命和经济增长之间存在倒 U 形的关联。国内研究预期寿命对经济增长的影响的文献也是寥寥无几。罗凯(2006)、蒋萍等(2008)、李力行和吴晓瑜(2011)基于不同的模型,对我国预期寿命和经济增长之间的关系进行研究,他们的研究结果基本都认为我国人口平均预期寿命与经济增长之间显著正相关,而预期寿命的下降会对经济增长造成负面影响。

　　从以上对国内外关于预期寿命的学术研究的回顾分析中可以看出,大量学者对预期寿命的时间和空间变化趋势、影响因素和预期寿命对社会经济变量的影响进行了非常广泛而深入的研究,关于预期寿命的学术研究已经基本形成了一个相对完整的研究框架。从分析预期寿命的时间和空间变化趋势,到追问哪些因素造成预期寿命相应的变化趋势,再到进一步探索预期寿命变动对社会经济变量的影响,国内外学术界对预期寿命的研究是一个不断深入的过程。已有研究主要发现:(1)预期寿命不断提高是世界各国的一个统一的变化趋势,而有些国家或地区的预期寿命随时间推移趋向于收敛;(2) 经济收入变量是影响人口预期寿命的一个重要因素,而其他非经济收入变量(包括公共卫生支出、政治制度、教育、医疗卫生条件、城市化水平等)也对预期寿命的变动存在显著影响;(3) 一般而言,人口平均预期寿命与一国的国民储蓄率和经济增长存在正向相关性,但是人口预期寿命对经济增长的影响效应并没有一致的结论。因此,从上述已有的研究内容来说,不管是国内还是国外,都没有学者对为什么我国能够以较低的经济收入水平实现较高的预期寿命,也就是预期寿命超前发展这一现象进行相关研究,而我们也只能从预期寿命的影响因素的相关研究中隐约发现,预期寿命超前发展与一个国家或地区的经济收入水平和对健康的公共投入可能存在某种不可分割的联系。不管怎样,对我国预期寿命超前于经济收入水平这一现象进行研究分析,对于世界上大多数收入水平较低的国家或地区,乃至全世界人口健康的改善都是具有积极意义的。

7.3 中国预期寿命超前度的度量

我们定义中国预期寿命超前度为预期寿命的实际值减去预期寿命的预测值。预期寿命的实际值可以依据数据直接计算,预期寿命的预测值可以使用人均 GDP 和 Logistic 模型估算。

7.3.1 数据与方法

本节使用的人均 GDP 数据来源于世界银行的数据库和中国国家统计局网站。考虑到数据在时序上的连贯性,本节在世界银行数据库中选用的是以现价美元为单位的人均 GDP 数据,并且将 1990 年、2000 年和 2010 年各国的人均 GDP 统一按照 1981 年不变美元进行调整,中国各省区市历年的人均 GDP 也统一换算为以 1981 年不变美元为单位。在此使用的预期寿命数据来源于世界银行的数据库和 1982 年、1990 年、2000 年和 2010 年的全国人口普查。其中,中国 1982 年第三次全国人口普查未统计西藏自治区的人口数据,重庆市在 1982 年和 1990 年两次人口普查中归属于四川省,海南省在 1982 年第三次人口普查中归属于广东省。因此,在后续的计算中,重庆市 1981 年和 1990 年的预期寿命和人均 GDP 与四川省取相同值,海南省 1981 年的预期寿命和人均 GDP 与广东省取相同值。

以往研究主要采用 Logistic 模型和简单的对数线性模型估计人均GDP 与预期寿命的相关关系。我们比较这两种方法,发现 Logistic 模型的拟合优度要远高于对数线性模型。因此,我们参考 Preston(1975)的研究,使用 Logistic 模型对人均 GDP 和预期寿命进行拟合。如图 7-1 所示,人均 GDP 与预期寿命的散点变化趋势非常近似 Logistic 曲线。考虑到散点的具体变化趋势,本章使用如下形式的 Logistic 模型:

$$e^0 = b_1/(1 + e^{(-b2\,(pgdp-b3))}) \tag{7.1}$$

Preston(1975)指出预期寿命增长的 75%～90% 是由收入水平的外生因素引致,而人均收入增长只解释了 10%～25% 的增长。因此,为了更准确地计算出以一定收入水平能达到的预期寿命,进而得到更纯粹的预期寿命超前于经济收入水平的程度,在测算预期寿命超前度方面,本章采取以下步骤估算:

我们分别拟合 1981 年、1990 年、2000 年和 2010 年的 Logistic 模型,简称 81 模型、90 模型、00 模型和 10 模型。

(1)计算各年份预期寿命的预期值。将各省区市 1981 年、1990 年、2000 年和 2010 年的人均 GDP 分别代入相应年份的模型,计算出各年份对应的预期寿命的预期值。

(2)计算各年份预期寿命的预测值。将 1990 年各省区市的人均

GDP 代入 81 模型计算出一个预期寿命值,与(1)中计算的 1981 年的预期寿命的预期值相减,得到一个差值;再将 1981 年各省区市的人均 GDP 代入 90 模型计算出一个预期寿命值,与(1)中计算的 1990 年的预期寿命的预期值相减,得到一个差值;两个差值的均值加上 1981 年的预期值得到 1990 年的预期寿命的预测值。把上述过程中的 1990 年的数据和模型分别换成 2000 年和 2010 年的数据和模型,用相同的方法得到 2000 年和 2010 年的预期寿命的预测值。

(3)最后,分别用各年份各省区市的实际预期寿命减去预期寿命的预测值,得到的差值即为各年份各省区市的预期寿命超前度。

7.3.2 人均 GDP 与预期寿命的 Preston 模型

将 1981 年、1990 年、2000 年和 2010 年的人均 GDP 和预期寿命代入 Logistic 模型后得到的拟合结果如表 7 - 1 所示。从表 7 - 1 中可以看出不管是总人口、女性还是男性,使用 Logistic 模型拟合人均 GDP 和预期寿命的 R^2 值都非常高,基本都在 0.99 以上,并且公式(7.1)中的系数 b_1、b_2、b_3 均在 1% 的水平上统计显著,模型拟合效果较好。此外,我们可以从不同性别的人口的方程相关系数中看出,不管是 1981 年、1990 年、2000 年还是 2010 年,女性预期寿命大于总人口预期寿命,大于男性预期寿命。

表 7 - 1　人均 GDP 与预期寿命的 Logistic 模型拟合结果

	1981				1990			
	R^2	b_1	b_2	b_3	R^2	b_1	b_2	b_3
总人口	0.991 8	71.05 *** (0.693)	0.001 13 *** (0.000)	−501.12 *** (152.43)	0.992 4	72.94 *** (0.542)	0.001 72 *** (0.000)	−345.41 *** (121.83)

续　表

	1981				1990			
	R^2	b_1	b_2	b_3	R^2	b_1	b_2	b_3
女性	0.991 9	74 *** (0.735)	0.001 16 *** (0.000)	−437.52 *** (134.87)	0.992 0	75.92 *** (0.570)	0.001 74 *** (0.000)	−319.19 *** (120.05)
男性	0.991 3	68.25 *** (0.672)	0.001 1 *** (0.000)	−573.17 *** (177.17)	0.992 3	70.11 *** (0.543)	0.001 69 *** (0.000)	−374.12 *** (125.87)

	2000				2010			
	R^2	b_1	b_2	b_3	R^2	b_1	b_2	b_3
总人口	0.991 8	74.89 *** (0.479)	0.001 62 *** (0.000)	−465.04 *** (116.59)	0.993 8	77.85 *** (0.594)	0.000 55 *** (0.000)	−1 925.91 *** (367.64)
女性	0.991 0	77.58 *** (0.515)	0.001 77 *** (0.000)	−389.78 *** (104.93)	0.993 3	80.32 *** (0.600)	0.000 65 *** (0.000)	−1 519.88 *** (302.56)
男性	0.992 1	72.41 *** (0.461)	0.001 42 *** (0.000)	−579.13 *** (140.18)	0.993 9	75.83 *** (0.592)	0.000 42 *** (0.000)	−2 707.39 *** (503.54)

说明：*** 表示双尾检验的显著水平为 1%，括号内的数字为稳健性（robust）标准误差。

　　将拟合结果画图，可以更直观地观察预期寿命随人均 GDP 增长的变化趋势，以及拟合曲线随时间推移的移动情况。图 7-3、图 7-4、图 7-5 分别为 1981—2010 年总人口、女性和男性预期寿命与人均 GDP 的关系图。

　　图 7-3 为 1981—2010 年间，世界各国/地区总人口预期寿命与人均 GDP 的关系图。从图中可以看出，预期寿命与人均 GDP 的关系曲线不

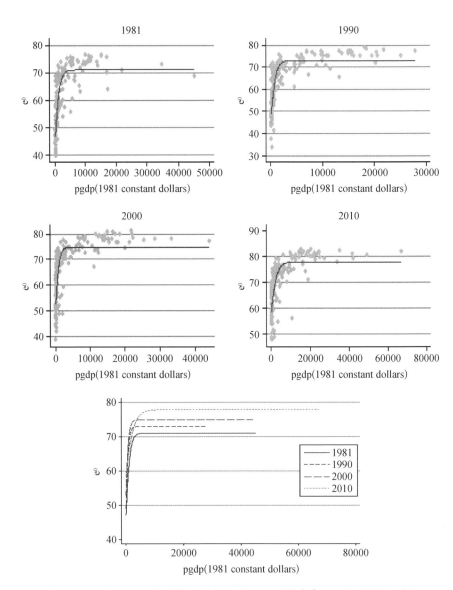

图 7-3　1981—2010 年世界各国/地区总人口预期寿命与人均 GDP 的关系

断向上移动。1981 年预期寿命最低的国家是尼日尔，为 39.91 岁，最高的是冰岛，为 76.52 岁，均值为 62.16 岁（如果只是各个预期寿命的简单均值,这样的计算是不对的);1990 年预期寿命最低的国家是卢旺达,为 33.49 岁,最高的是日本,为 78.84 岁,均值为 64.99 岁;2000 年预期寿命最低的国家是塞拉利昂,为 38.69 岁,最高的是日本,为 81.08 岁,均值为 67.09 岁;2010 年预期寿命最低的国家是莱索托,为 47.48 岁,最高的地区是中国香港,为 82.98 岁,均值为 70.06 岁。各国/地区的预期寿命的均值随时间推移逐步上升。此外,我们可以从图 7-3 的第五幅图中看到,1981 年、1990 年和 2000 年这三年的拟合曲线只是在上一年的基础上平行上移,而 2010 年的拟合曲线在上移的基础上向右移动,这可能是由于 2010 年的预期寿命低值段较上一年整体提升。

图 7-4 为 1981—2010 年间,世界各国/地区女性预期寿命与人均 GDP 的关系图。从图中可以看出,女性预期寿命与人均 GDP 的关系曲线不断向上移动。女性的预期寿命的均值也随时间推移逐步上升。此外,我们可以从图 7-4 的第五幅图中看到,1981 年、1990 年和 2000 年这三年的拟合曲线只是在上一年的基础上平行上移,而 2010 年的拟合曲线在上移的基础上向右移动,这可能是由于 2010 年的女性预期寿命低值段较上一年整体提升。

图 7-5 为 1981—2010 年间,世界各国/地区男性预期寿命与人均 GDP 的关系图。从图中可以看出,男性预期寿命与人均 GDP 的关系曲线不断向上移动,男性预期寿命的均值也随时间推移逐步上升。此外,我们可以从图 7-5 的第五幅图中看到,1981 年、1990 年和 2000 年这三年的拟合曲线只是在上一年的基础上平行上移,而 2010 年的拟合曲线在上移的基础上向右移动,这可能是由于 2010 年的男性预期寿命低值段较上一年整体提升。

总体而言,使用 Logistic 模型对人口预期寿命和人均 GDP 进行拟合的效果良好,拟合优度均在 0.99 以上。无论是总人口、女性还是男性,1981—2010 年间,预期寿命与人均 GDP 的散点都紧密分布在使用

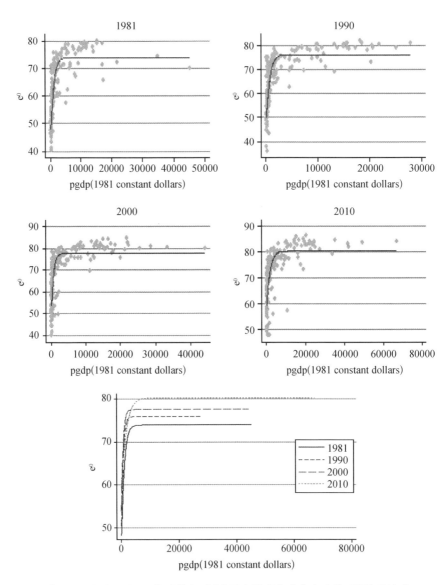

图 7 - 4 1981—2010 年世界各国/地区女性预期寿命与人均 GDP 的关系

Logistic 函数拟合的关系曲线周围,拟合曲线基本反映出预期寿命与人均 GDP 的关系模式。总人口、男性和女性的预期寿命与人均 GDP 的关

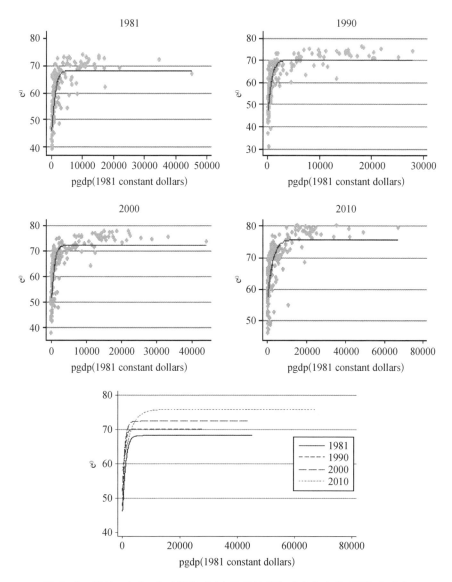

图 7-5　1981—2010 年世界各国/地区男性预期寿命与人均 GDP 的关系

系曲线及其随时间的变化趋势基本一致，曲线随时间推移也都呈现出向
上向右的移动趋势。女性的预期寿命和人均 GDP 的拟合曲线高于男性，

总人口的曲线处于二者之间。1981 年女性的预期寿命均值比总人口高
2.28 岁,比男性高 4.46 岁;1990 年女性的预期寿命均值比总人口高 2.47
岁,比男性高 4.83 岁;2000 年女性的预期寿命均值比总人口高 2.45 岁,
比男性高 4.79 岁;2010 年女性的预期寿命均值比总人口高 2.42 岁,比男
性高 4.72 岁。从历年的预期寿命均值差异来看,总人口、女性和男性的
预期寿命差值较为稳定,没有明显的增大或缩小的趋势。

综上所述,使用 Logistic 模型对人口预期寿命和人均 GDP 进行拟合
较为合理,1981—2010 年间,各国/地区的预期寿命都有了不同程度的提
高,女性预期寿命高于男性。

108　7.4　中国预期寿命超前发展历程

我们使用 81 模型、90 模型、00 模型和 10 模型,按照上文给出的计算
预期寿命超前度的方法,计算中国各省区市 1990—2010 年间的预期寿命
超前度(见表 7-2)。

表 7-2　1990—2010 年我国各省区市人口
预期寿命超前度(单位: 岁)

年份/性别 省区市		1990			2000			2010		
		总人口	女性	男性	总人口	女性	男性	总人口	女性	男性
东部	北　京	17.30	17.17	17.87	7.13	8.10	9.22	3.13	4.57	7.01
	天　津	18.88	18.71	19.22	9.90	10.58	11.99	2.94	2.91	7.26
	河　北	22.01	22.82	21.50	17.63	18.91	17.41	8.44	9.16	10.77
	辽　宁	18.75	19.07	18.39	14.18	15.24	14.68	5.18	6.02	7.63
	上　海	16.65	17.23	16.67	7.42	8.53	9.72	4.51	5.96	7.02

续 表

年份/性别 省区市		1990			2000			2010		
		总人口	女性	男性	总人口	女性	男性	总人口	女性	男性
东部	江 苏	20.74	21.91	19.76	14.42	15.46	14.89	5.42	6.00	8.41
	浙 江	20.69	21.95	19.74	12.68	14.05	13.18	7.57	8.91	9.54
	福 建	19.45	20.48	18.58	14.08	15.49	14.10	7.34	8.86	9.47
	山 东	20.91	21.76	20.29	15.98	17.38	15.94	5.69	6.46	8.54
	广 东	20.14	21.86	18.97	13.19	14.91	13.27	6.82	8.17	9.28
	海 南	21.19	23.49	19.51	18.85	20.61	18.48	13.12	15.76	14.04
中部	山 西	21.11	21.57	20.50	19.58	20.77	19.30	10.45	11.35	12.41
	吉 林	18.55	18.63	18.13	17.37	18.36	17.20	6.98	7.33	10.03
	黑龙江	17.60	17.62	17.23	15.37	16.17	15.81	7.51	7.89	10.35
	安 徽	21.45	22.46	20.48	20.52	21.54	20.10	13.09	14.11	14.66
	江 西	18.68	18.94	18.48	19.02	19.19	19.17	12.64	14.20	13.84
	河 南	22.04	23.27	20.98	19.69	20.83	19.36	8.44	8.81	11.02
	湖 北	18.73	19.19	18.06	19.09	19.82	19.09	10.20	10.92	12.37
	湖 南	18.89	19.08	18.55	19.35	20.05	19.17	10.72	11.30	12.85
西部	内蒙古	18.77	18.85	18.40	17.34	18.44	16.82	6.39	7.32	8.53
	广 西	20.03	20.13	20.17	19.91	22.05	19.04	11.71	14.09	12.66
	重 庆	18.48	18.64	18.17	18.80	19.68	18.50	9.72	10.69	11.30
	四 川	18.48	18.64	18.17	19.23	20.01	18.95	11.58	12.48	12.83

109

省区市	年份/性别	1990			2000			2010		
		总人口	女性	男性	总人口	女性	男性	总人口	女性	男性
西部	贵　州	17.35	17.38	17.31	18.21	19.26	17.62	15.48	17.55	14.90
	云　南	15.45	15.81	15.15	15.69	15.99	15.69	13.82	15.28	13.61
	西　藏	10.06	10.69	9.42	14.60	14.02	14.79	10.61	9.60	11.63
	陕　西	20.73	20.85	20.32	19.44	19.79	19.30	9.23	9.36	11.96
	甘　肃	20.56	20.67	20.21	19.33	19.46	19.23	15.44	16.16	16.20
	青　海	12.85	12.76	12.82	16.54	17.01	16.16	9.29	8.83	10.23
	宁　夏	20.80	21.03	20.23	20.15	21.15	19.61	10.52	11.38	11.15
	新　疆	13.92	13.40	14.19	16.08	15.93	16.16	10.97	10.61	12.23
均　值		18.75	19.23	18.31	16.48	17.38	16.58	9.19	10.07	11.09

　　1990 年以来,不论是总人口、女性还是男性,中国各省区市的预期寿命超前度的均值都在下降。1990—2000 年间,预期寿命超前度的均值下降幅度较小,2000—2010 年间下降幅度较大。1990—2010 年间,各省区市男性的预期寿命超前度均值逐步超过了总人口和女性。1990 年各省区市的预期寿命超前度的均值排序为女性＞总人口＞男性;2000 年的排序为女性＞男性＞总人口;2010 年的排序为男性＞女性＞总人口。1990—2010 年间,各省区市总人口、女性和男性的预期寿命超前度最小值和最大值的差值的变化趋势有所不同。1990—2010 年间,总人口的预期寿命超前度最小值和最大值的差值先增大后缩小;女性的预期寿命超前度最小值和最大值的差值不断增大,2010 年最小值和最大值的差值要比 1990 年的差值高 1.84 岁;男性的预期寿命超前度最小值和最大值的

差值却不断缩小,2010 年最小值和最大值的差值要比 1990 年低 2.89 岁。

　　总的来说,从 1990 年到 2010 年,各省区市总人口的预期寿命超前度逐渐变小,总人口预期寿命超前度的高值地区由东部向中西部转移。1990 年预期寿命超前度较高的省区市是河南、河北、安徽、海南、山西、山东等中东部省区市,大多数西部省区市如贵州、云南、新疆、青海、西藏的预期寿命超前度较低,西藏最低,仅有 10.06 岁。从东中西部的预期寿命超前度均值来说,1990 年我国各区域总人口的预期寿命超前度均值排序为东部＞中部＞西部,东部和中部的均值差距非常小。

　　到了 2000 年,各省区市总人口的预期寿命超前度的空间分布有了较大的变化,预期寿命超前度高值地区主要集中在安徽、河南、山西、广西、宁夏、陕西等中西部省区市。从整体变化趋势来说,除湖南、湖北、江西、重庆、云南、四川、贵州、新疆、青海和西藏这些中西部省区市总人口的预期寿命超前度有所上升以外,其余省区市的预期寿命超前度均较之 1990 年缩小,尤其是北京、上海等东部省区市,预期寿命超前度下降得非常迅速。因此,2000 年各区域总人口的预期寿命超前度均值排序为中部＞西部＞东部,中部和西部总人口的预期寿命超前度均值相差不大,仅相差 0.81 岁,而与东部分别相差 5.53 岁和 4.72 岁。

　　2010 年各省区市总人口的预期寿命超前度高值地区主要聚集于甘肃、云南、贵州、安徽、江西等中西部省区市,并且所有省区市总人口的预期寿命超前度都表现出不同程度的下降趋势,除了西藏的预期寿命超前度仍高于 1990 年。西部省区市总人口的预期寿命超前度下降幅度相对较小。因此,2010 年各区域总人口的预期寿命超前度均值排序为西部＞中部＞东部,西部的均值比中部高 1.23 岁,比东部高 4.85 岁,与东部均值的差值比之 2000 年,有微弱的增加。

　　各省区市的女性预期寿命超前度随时间推移的变化趋势与总人口大致相同,即从 1990 年到 2010 年,我国各省区市女性预期寿命超前度逐渐变小,而且女性预期寿命超前度的高值地区也由东部向中西部转移。1990 年,女性预期寿命超前度最高的为海南、河南和河北等中东部省市,预期寿命超前度最低的是云南、新疆、青海、西藏这些西部省区市,这一年各区域女性预期寿命超前度均值排序为东部>中部>西部。

到了 2000 年,各省区市女性预期寿命超前度的空间分布也有了较大的变化,预期寿命超前度高值地区也主要聚集在安徽、河南、山西、广西、宁夏、四川等中西部省区市。就总体变化趋势来说,除宁夏、湖北、江西、云南四个省区女性预期寿命超前度基本与 1990 年持平,湖南、广西、重庆、四川、贵州、新疆、青海、西藏的女性预期寿命超前度有所上升以外,其余省区市女性预期寿命超前度都比之 1990 年下降,该年女性预期寿命超前度均值排序为中部>西部>东部,中部均值比西部高 1.02 岁,比东部高 5.11 岁。

2010 年女性预期寿命超前度的高值地区进一步偏向于甘肃、云南、贵州、广西、安徽、江西等中西部省区市,大部分省区市女性预期寿命超前度均较之 2000 年下降,只有云南女性预期寿命超前度与 1990 年基本持平。2010 年,女性预期寿命超前度均值排序为西部>中部>东部,西部均值比中部高 1.2 岁,比东部高 4.41 岁,与东部均值的差值比之 2000 年增加了 0.32 岁。

从 1990 年到 2010 年,各省区市男性预期寿命超前度逐渐变小,高值地区也呈现出由东部向中西部转移的变化趋势。1990 年,男性预期寿命超前度最高的是河北、河南、山西、安徽等中东部省市,云南、新疆、青海、西藏仍是预期寿命超前度最低的省区。1990 年男性预期寿命超前度均值排序为东部>中部>西部。

到了 2000 年,男性预期寿命超前度的空间分布有了较大的变化,预期寿命超前度高值地区主要聚集在安徽、河南、陕西、甘肃和青海等中西部省区市;与总人口和女性预期寿命超前度在该年的空间分布相比,男性预期寿命超前度的高值地区在空间分布上高度聚集。除了安徽、宁夏、云南大体上保持不变,江西、湖北、湖南、重庆、贵州、四川、新疆、青海、西藏的男性预期寿命超前度有所上升,但是上升幅度要略小于女性,其他省区市的男性预期寿命超前度均不同程度地下降。男性预期寿命超前度均值排序为中部＞西部＞东部,中部均值比西部高 0.99 岁,比东部高 4.75 岁。

2010 年男性预期寿命超前度的高值地区主要集中于贵州、云南、甘肃、安徽、江西等中西部省区市,几乎所有省区市男性预期寿命超前度较之 2000 年都大幅下降,只有西藏仍高于 1990 年。西部各省区市男性预期寿命超前度的下降幅度低于中东部。2010 年男性预期寿命超前度均值排为西部＞中部＞东部,西部均值比中部高 0.08 岁,比东部高 3.27岁。与总人口和女性不同的是,西部与东部均值的差值下降了 0.49 岁。

综合以上分析:(1) 1990—2010 年,各省区市的预期寿命超前度逐步下降,1990—2000 年,预期寿命超前度下降速度较为缓慢,2000—2010年,预期寿命超前度下降速度大幅提升。(2)男性预期寿命超前度下降幅度略小于总人口和女性,男性预期寿命超前度的均值逐步超过了总人口和女性的。(3)中国预期寿命超前发展不仅是经济欠发达的中西部省区市的现象,也是全国各省区市普遍存在的现象。1990 年,东部预期寿命超前度要高于中部和西部,之后迅速下降。而西部部分省区市在1990—2000 年预期寿命超前度有所回升,部分在 1990—2010 年下降速度相对缓慢,有些西部省区市 2010 年的预期寿命超前度还要高于 1990 年。1990 年以后,预期寿命超前度的高值地区逐渐从东部地区转向中西部地区,我国预期寿命超前发展的现象,主要是中西部地区在起主导作用。

7.5 中央对地方调整净转移支付相对力度区域差异研究

在上一节中,我们对 1990—2010 年我国各省区市人口预期寿命超前度进行了测算。根据我国各省区市 1990—2010 年人口预期寿命的变化趋势,可以看出人均 GDP 并不足以解释我国人口预期寿命超前发展的省际变化差异,而中央政府的财政补助的地区偏向与这一现象密切相关。因此,在本节中,我们将在陈仲常、董东冬(2011)的研究基础上,以各省区市从中央财政获得的净转移支付为研究对象,同时考虑到对于区域经济发展不平衡的我国而言,转移支付对财政支出水平存在显著差距的各地区具有不同的意义,构造一个与已有研究相比,能够更好地衡量中央对各省区市财政转移支付力度的指标,从而更准确地反映我国中央财政转移支付的区域差异,进而能进一步估算我国中央财政补助的地区偏向对我国预期寿命超前度随时间推移的省际变化差异的影响。

7.5.1　基本背景

由于地理和历史原因,我国内陆和沿海地区的社会经济发展水平长久以来都存在一定的差距。而改革开放以来中央对东部沿海地区的一系列政策扶持,更是进一步拉开了我国东部地区和中西部地区的经济发展差距,我国地区间经济发展不平衡的问题愈发突出。有鉴于此,1995 年,《中共中央关于制定国民经济和社会发展"九五"计划和 2010 年远景目标的建议》中明确提出,自"九五"计划开始,国家要通过多种措施,加大对中西部地区的扶持力度,不断缩小地区间的经济发展差距,实现区域经济协调发展。其中,1994 年分税制改革以来建立的转移支付制度,就是中央用于改善其与地方财权事权不对称、缩小地区间经济发展差距、实现平衡发展的重要手段。自 1994 年财税体制改革以来,在中央财政总支出的构成中,中央对地方的转移支付一直是重要组成部分,转移支付规模不断增大,转移支付的种类和形式也不断增加,税收返还、财力性转移支付和专项转移支付是其中最主要的三类。图 7 - 6 是 1995—2010 年我国中央财政总支出和中央对地方转移支付的具体数据。从中可以看出,1995年以来,不管是中央财政总支出,还是中央对地方的转移支付,其具体数值都不断增加,中央对地方的转移支付在中央财政总支出中所占比重一直都非常稳定,2000年以来转移支付占总支出的比重不断提高。具体而言,1995年,中央财政总支出为4 556.2亿元,而该年中央对地方的转移支付为2 560.8亿元,所占比重为56.2%;2000年,中央财政总支出为10 267.5亿元,对地方的转移支付为4 747.6亿元,所占比重为46.2%;到了2010年,中央财政总支出为49 011.1亿元,对地方的转移支付为3 3021.3亿元,所占比重为67.4%。

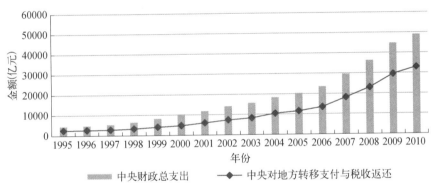

图7-6 1995—2010年我国中央财政总支出与对地方的转移支付

数据来源:《中国财政年鉴》(1996—2011)

自2000年西部大开发战略提出以来,中央不断加大了对西部省区市的转移支付力度。对于经济收入水平较低、社会经济欠发达的西部省区市来说,光靠地方政府本级财政收入完全不能供应不断增加的财政开支。地方政府的财政能力决定了其提供公共服务的能力。如果没有中央对中西部省区市不断加大的财政转移支付,势必会对经济收入水平及不上东部的中西部省区市的公共健康和生活质量造成严重影响。范柏乃、张鸣(2011)指出地区间供给公共服务水平的差异并不能依靠市场自发解决,因此,中央政府有必要通过对地方的财政转移支付来改善全国范围内的基本公共服务的水平差异。

图 7-7 是 2010 年我国各省区市的财政收入和财政支出的具体数据。从中可以看出,地方政府本级财政收入和财政支出相差较大。而从我国各省区市历年从中央财政获得的转移支付数额与地方本级财政收支差额的对比来看,中央财政对地方各省区市的转移支付基本上弥补了地方各省区市的财政赤字。尤其是对于欠发达的中西部省区市来说,中央对地方的财政转移支付承担了绝大部分的地方财政支出。以西藏为例,2010 年,西藏本级财政收入仅有 36.65 亿元,而本级财政支出就有 551.04 亿元,来自中央的转移支付高达 531 亿元。从这个角度来看,西部省区市在 1990 年以后,预期寿命超前度能超过东部和中部,并且在 2010 年仍能维持相当高的预期寿命超前度,与中央的财政转移支付必然存在一定的关系。

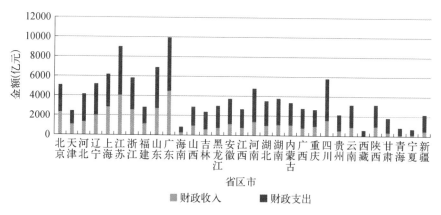

图 7-7　2010 年我国各省区市的财政收入和财政支出

数据来源:《中国财政年鉴 2011》

从全国范围内来说,自分税制改革以来,中央与地方政府财权与事权不匹配,地方政府作为公共服务的主要供给者,如果仅靠政府本级财政收入,并不足以承担起向本区域民众提供公共服务的责任。表 7-3 和表 7-4 分别为 1995—2010 年我国转移支付前后中央与地方政府的财政收支对比和中央对地方的财政收支比重对比,从表中的数据可以看出,中央对地方的财政转移支付很大程度上改善了中央与地方政府间财政收支纵向不平衡的现状。

表 7-3　1995—2010 年我国转移支付前后中央与
地方政府的财政收支对比(单位:亿元)

年　份	1995	1996	1997	1998	1999	2000	2001	2002
转移支付前								
中央本级收入	3 256.6	3 661.1	4 226.9	4 892.0	5 849.2	6 989.2	8 582.7	10 388.6
地方本级收入	2 985.6	3 746.9	4 424.2	4 984.0	5 594.9	6 406.1	7 803.3	8 515.0
中央本级支出	1 995.4	2 151.3	2 532.5	3 125.6	4 152.3	5 519.9	5 768.0	6 771.7
地方本级支出	4 828.3	5 786.3	6 701.1	7 672.6	9 035.3	10 366.7	13 134.6	15 281.5
转移支付								
中央补助地方支出	2 560.8	2 722.5	2 856.7	3 321.5	4 086.6	4 747.6	6 002.0	7 351.8
地方上解中央收入	634.7	603.9	603.8	597.1	598.2	631.7	591.0	638.0
中央对地方净转移支付	1 926.1	2 118.6	2 252.9	2 724.4	3 488.4	4 116.0	5 411.0	6 713.8

年 份	1995	1996	1997	1998	1999	2000	2001	2002
转移支付后								
中央财政总收入	3 891.3	4 265.0	4 830.7	5 489.1	6 447.4	7 620.8	9 173.7	11 026.6
地方财政总收入	5 546.3	6 469.4	7 280.9	8 305.5	9 681.5	11 153.7	13 805.3	15 866.8
中央财政实际收入	1 330.5	1 542.4	1 974.1	2 167.6	2 360.8	2 873.2	3 171.8	3 674.8
地方财政实际收入	4 911.7	5 865.6	6 677.1	7 708.4	9 083.3	10 522.0	13 214.3	15 228.8
中央财政总支出	4 556.2	4 873.8	5 389.2	6 447.1	8 238.9	10 267.5	11 770.0	14 123.5
地方财政总支出	5 463.0	6 390.2	7 304.9	8 269.7	9 633.5	10 998.3	13 725.5	15 919.4

年 份	2003	2004	2005	2006	2007	2008	2009	2010
转移支付前								
中央本级收入	11 865.3	14 503.1	16 548.5	20 456.6	27 749.2	32 680.6	35 915.7	42 488.5
地方本级收入	9 850.0	11 893.4	15 100.8	18 303.6	23 572.6	28 649.8	32 602.6	40 613.0
中央本级支出	7 420.1	7 894.1	8 776.0	9 991.4	11 442.1	13 344.2	15 255.8	15 989.7
地方本级支出	17 229.9	20 592.8	25 154.3	30 431.3	38 339.3	49 248.5	61 044.1	73 884.4

续 表

年 份	2003	2004	2005	2006	2007	2008	2009	2010
转移支付								
中央补助地方支出	8 261.4	10 408.0	11 484.0	13 501.5	18 137.9	22 990.8	29 541.0	33 021.3
地方上解中央收入	618.6	607.2	712.0	787.3	862.8	946.4	977.2	1 070.2
中央对地方净转移支付	7 642.9	9 800.8	10 772.1	12 714.2	17 275.1	22 044.4	28 563.8	31 951.1
转移支付后								
中央财政总收入	12 483.8	15 110.3	17 260.5	21 243.9	28 612.0	33 626.9	36 892.9	43 558.7
地方财政总收入	18 111.4	22 301.3	26 584.8	31 805.0	41 710.5	51 640.6	62 143.6	73 634.4
中央财政实际收入	4 222.4	4 702.3	5 776.5	7 742.4	10 474.1	10 636.2	7 351.9	10 537.4
地方财政实际收入	17 492.8	21 694.2	25 872.8	31 017.8	40 847.7	50 694.2	61 166.4	72 564.1
中央财政总支出	15 681.5	18 302.0	20 260.0	23 492.9	29 580.0	36 334.9	44 796.8	49 011.1
地方财政总支出	17 848.4	21 200.0	25 866.3	31 218.6	39 202.1	50 194.9	62 021.4	74 954.7

119

数据来源:《中国财政年鉴》(1996—2011)

表 7 - 4 1995—2010 年我国转移支付前后
中央对地方的财政收支比重对比

年　份	1995	1996	1997	1998	1999	2000	2001	2002
本级收入比重								
中央本级收入比重	0.52	0.49	0.49	0.50	0.51	0.52	0.52	0.55
地方本级收入比重	0.48	0.51	0.51	0.50	0.49	0.48	0.48	0.45
本级支出比重								
中央本级支出比重	0.29	0.27	0.27	0.29	0.31	0.35	0.31	0.31
地方本级支出比重	0.71	0.73	0.73	0.71	0.69	0.65	0.69	0.69
本级收入支出对比								
中央本级收入支出对比	1.63	1.70	1.67	1.57	1.41	1.27	1.49	1.53
地方本级收入支出对比	0.62	0.65	0.66	0.65	0.62	0.62	0.59	0.56
实际收入比重								
中央实际收入比重	0.21	0.21	0.23	0.22	0.21	0.21	0.19	0.19
地方实际收入比重	0.79	0.79	0.77	0.78	0.79	0.79	0.81	0.81
总收入支出对比								
中央总收入支出对比	0.85	0.88	0.90	0.85	0.78	0.74	0.78	0.78
地方总收入支出对比	1.02	1.01	1.00	1.00	1.00	1.01	1.01	1.00
年　份	2003	2004	2005	2006	2007	2008	2009	2010
本级收入比重								
中央本级收入比重	0.55	0.55	0.52	0.53	0.54	0.53	0.52	0.51
地方本级收入比重	0.45	0.45	0.48	0.47	0.46	0.47	0.48	0.49

年　份	2003	2004	2005	2006	2007	2008	2009	2010
本级支出比重								
中央本级支出比重	0.30	0.28	0.26	0.25	0.23	0.21	0.20	0.18
地方本级支出比重	0.70	0.72	0.74	0.75	0.77	0.79	0.80	0.82
本级收入支出对比								
中央本级收入支出对比	1.60	1.84	1.89	2.05	2.43	2.45	2.35	2.66
地方本级收入支出对比	0.57	0.58	0.60	0.60	0.61	0.58	0.53	0.55
实际收入比重								
中央实际收入比重	0.19	0.18	0.18	0.20	0.20	0.17	0.11	0.13
地方实际收入比重	0.81	0.82	0.82	0.80	0.80	0.83	0.89	0.87
总收入支出对比								
中央总收入支出对比	0.80	0.83	0.85	0.90	0.97	0.93	0.82	0.89
地方总收入支出对比	1.01	1.05	1.03	1.02	1.06	1.03	1.00	0.98

数据来源:《中国财政年鉴》(1996—2011)

　　根据表 7-3 和表 7-4 中的数据,在中央向地方提供财政转移支付之前,中央与地方政府间财政收支的纵向不平衡十分严重。在 1994 年分税制改革以后的 16 年间,虽然中央本级收入支出和地方本级收入支出都不断增加,但地方本级收入一直低于中央本级收入,而地方本级支出与中央本级支出的差值却越来越大,中央财政盈余和地方财政赤字形成了鲜明对比。具体而言,中央本级收入在全国政府本级收入中所占比重的平均值为52.2%,中央本级支出在全国政府本级支出中所占比重的平均值仅为26.9%,中央本级收支对比均值约为1.85;而地方政府本级收入在全国政府本级收入中所占比重的平均值为47.8%,地方政府本级支出在全国政府本级支出中所占比重的平均值却达到了 73.1%,地方本级收支对比均值约为 0.6。近年来,我国中央政府支出占比不断下降,而地方政府支出占比却不断上升。如果没有中央对地方政府的财政转移支付,地方政府的严重财政赤字无法得到弥补,这必定会影响地方政府提供基本公共服务的能力。而从表 7 - 3 和表 7 - 4 中我们可以看到,在中央对地方提供财政转移支付之后,上述问题得到了明显的改善:首先,地方财政总收入和地方财政实际收入都分别大于中央财政总收入和中央财政实际收入,地方实际财政收入占全国实际财政总收入的比重不断上升,而地方财政总支出和中央财政总支出的差值相较于本级支出差值缩小许多;其次,转移支付后地方政府财政总收入与总支出基本持平,地方总收入支出对比均值约为 1.01,而中央政府的财政总收入则明显要低于财政总支出,中央总收入支出对比均值约为 0.85。

研究表明,中央对地方的财政转移支付改善了地方政府提供公共服务的能力,其中,财政转移支付引致地方政府财政收入的增加,这对当地公共医疗卫生服务的发展效果尤为突出(李谭君等,2010;卢洪友等,2012;李祥云等,2012;王广庆等,2011;郭庆旺等,2008)。因此,根据以上分析,基于中央财政转移支付的角度,对我国各省区市预期寿命超前度的形成,以及1990 年以来我国东中西部预期寿命超前度变化状况的差异进行研究,有一定的理论和实际意义。为了更好地衡量中央对地方的财政转移支付对预期寿命超前度的影响,本节将在陈仲常、董东冬(2011)的研究的基础上,不仅要考虑人口跨区域流动和人口负担对于各省区市得到的财政转移支付的影响,更要考虑中央对各省区市的财政转移支付对各地区财政支出的实际意义,构造更合理的转移支付相对力度指标。

7.5.2　我国人口跨区域流动和人口总抚养比的区域变动趋势

改革开放以来,由于地区间经济发展水平的差异,我国人口流动规模持续增长,人口主要是从中西部向东部和东南沿海一带流动(王桂新,

2019)。1995 年我国各省区市的人口流动规模不大,北京、江苏和四川的人口迁入量较大,而浙江、河南为主要的人口迁出地,西藏和宁夏的人口迁入迁出基本持平。2000—2010 年间,人口流动规模加大,北京、上海、江苏、浙江、广东等东部省市是主要的人口迁入地,而河南、安徽、广西、四川、贵州这些中西部省区市是主要的人口迁出地,人口从中西部向东部的流动趋势十分明显。

由于人口从中西部流动到东部主要是受经济因素的驱动,因此流动人口主要是由青壮年劳动力构成的。劳动年龄人口的跨区域流动必定会影响人口迁出地和迁入地的人口年龄结构,从而使得迁出地和迁入地的人口负担发生完全相反的变化。在本节中,我们以人口总抚养比衡量一个地区的人口负担,人口总抚养比的计算公式如下:

$$GDR = \left(\frac{P_{0-14} + P_{65+}}{P_{15-64}}\right) \times 100\% \tag{7.2}$$

123

在上式中,GDR 为人口总抚养比,P_{0-14} 为 0～14 岁的青少年儿童数量,P_{65+} 为 65 岁以上老龄人口数量,P_{15-64} 为 15～64 岁的劳动年龄人口数量。人口总抚养比通常以百分比的形式表示,意味着每一百名劳动年龄人口需要负担的青少年儿童和老龄人口数量。

表 7-5 显示了 1995 年、2000 年和 2010 年我国各省区市人口总抚养比的变化趋势。根据表 7-5 中的数据,1995 年我国东部地区人口总抚养比最高值为海南省的 61.56%,最低值为北京市的 37.85%,平均值为48.02%;中部地区人口总抚养比最高值为江西省的 57.87%,最低值为黑龙江省的 38.95%,平均值为 50.44%;而西部地区人口总抚养比最高值为西藏自治区的 67.44%,最低值为内蒙古自治区的 45.05%,平均值为53.09%;东中西部的人口总抚养比平均值此时相差不大。20 世纪 50 年代到 60 年代我国出现生育高峰期,随着生育高峰期出生的人口进入劳动年龄,我国人口总抚养比逐渐下降。到了 2010 年,我国东部地区人口总

抚养比最高值为海南省的 38.6%,最低值为北京市的 20.94%,平均值为 29.33%;中部地区人口总抚养比最高值为江西省的 41.86%,最低值为黑龙江省的 25.35%,平均值为 34.2%;西部地区的人口总抚养比最高值为贵州省的 51.45%,最低值为内蒙古自治区的 27.6%,平均值为 38.59%;东中西部人口总抚养比平均值与 1995 年相比分别下降了 38.92%、32.2% 和 27.31%,可见东部地区人口总抚养比的下降速度要快于中部和西部,东中西部的人口总抚养比差距拉大。

表 7 - 5　1995 年、2000 年和 2010 年我国各省区市
人口总抚养比变化趋势(%)

东部	人口总抚养比			中部	人口总抚养比			西部	人口总抚养比		
	1995	2000	2010		1995	2000	2010		1995	2000	2010
北　京	37.85	28.20	20.94	山　西	52.34	47.06	32.75	内蒙古	45.05	36.32	27.60
天　津	42.30	33.47	22.42	吉　林	40.02	33.01	25.59	广　西	61.28	50.08	44.82
河　北	53.65	42.22	33.46	黑龙江	38.95	32.13	25.35	重　庆		42.53	40.29
辽　宁	40.15	34.24	27.76	安　徽	51.64	49.20	38.89	四　川	45.11	43.06	38.73
上　海	40.00	31.09	23.06	江　西	57.87	47.28	41.86	贵　州	56.36	56.46	51.45
江　苏	43.16	39.68	31.39	河　南	54.56	49.03	41.56	云　南	51.94	47.10	39.57
浙　江	43.66	36.83	29.11	湖　北	54.73	41.20	29.87	西　藏	67.44	55.95	41.77
福　建	57.50	41.96	30.48	湖　南	53.38	41.76	37.72	陕　西	52.91	44.82	30.27
山　东	47.03	40.61	34.37					甘　肃	48.80	47.07	35.85
广　东	61.41	43.32	31.01					青　海	46.96	44.69	37.41
海　南	61.56	51.64	38.60					宁　夏	54.67	49.07	38.47
								新　疆	53.44	46.72	36.86
平均值	48.02	38.48	29.33	平均值	50.44	42.58	34.20	平均值	53.09	46.99	38.59

数据来源:《中国人口统计年鉴》(1996、2001)和《中国人口和就业统计年鉴 2011》

基于以上数据分析,我们可以发现改革开放以来大规模的人口流动使得全国各省区市的人口年龄结构的差异越来越大。地区经济越发达,人口总抚养比越低;地区经济越不发达,人口总抚养比反而越高。之所以会出现这样的情况,是因为经济越发达的地区,对劳动年龄人口的吸引力越强,当地的劳动力资源也就越丰富,创造的 GDP 总量也就越高,从而人口总抚养比越低,人口负担越轻;相反的是,经济越不发达的地区,不但对外来劳动年龄人口缺乏吸引力,而且本地劳动年龄人口流失较为严重,当地的劳动力资源不断减少,能够创造 GDP 的人口也就越少,进而人口总抚养比相对较高,人口负担较重。虽然从中西部流动到东部就业的劳动力会将挣得的收入寄回家,一定程度上改善了家庭的生活水平,但是对于当地政府而言,劳动力的减少,会使得当地经济发展陷入劳动力资源困境,经济发展水平不能提高,也就没办法获得较高水平的税收收入,这极大地削弱了中西部地方政府的财政收入能力。对于中西部的地方政府来说,它们还需要承担解决大量留守在当地的老人、儿童的医疗、教育和养老问题的责任,这势必会加重中西部地区政府的财政负担,削弱中央对地方财政转移支付的实际效果。

7.5.3 基于区域人口负担的中央财政调整净转移支付相对力度分析

在上节中我们经过研究发现,人口的跨区域流动会造成经济欠发达的中西部地区政府财政负担的加重,削弱中央对地方财政转移支付的实际效果。陈仲常、董东冬(2011)基于以上分析结果考虑了各省区市的人口负担之后,调整中央对地方各省区市的财政转移支付,得出转移支付相对力度这一指标。他们发现虽然近年来中央对西部地区的转移支付补助力度强于东部地区,但是如果将人口负担考虑在内,中央对西部地区的转移支付补助力度并没有因为不断增加的中央财政转移支付数额而增强,其转移支付相对力度反而比东部地区弱。

然而,陈仲常、董东冬(2011)这样从转移支付的绝对数额调整得到的转移支付相对力度是有缺陷的。首先,他们使用的转移支付指标是地方各省区市从中央财政获得的转移支付和税收返还的总额,而并没有扣除地方上缴中央的支出,不同经济发展水平的省区市上缴中央的支出有较大差异,将这部分支出从中央补助收入中扣除能更好地反映中央财政对地方的转移支付力度。其次,对于经济发展程度不同、财政收入水平相差较大的东中西部省区市来说,从中央财政获得的转移支付对当地财政支出的意义是不同的。例如,2010 年北京市的净转移支付(各省区市的净转移支付=中央对地方税收返还和补助收入−地方上解中央支出)与财政支出的比率为 15.7%,而对于同年的西藏自治区来说,净转移支付占据了财政支出的 96.3%,因此,可以认为转移支付在不同地区的购买力是不同的,对于财政支出水平相对较低的中西部地区而言,相同数额的转移支付能够产生更大的经济和健康效益。基于以上分析,如果要比较中央对不同地区的转移支付力度,那么需要对不同地区的转移支付进行"标准化",也就是给定各省区市一个标准财政支出水平,再来比较中央对地方财政转移支付的力度强弱,进而考虑各省区市的人口负担,比较各省区市基于当地人口负担的中央财政转移支付相对力度。

因此,在本节中,在比较加入人口负担前后中央对地方各省区市转移支付力度之前,我们将对各地获得的中央对地方的转移支付相对于各地财政支出进行调整,以便于地方间能够直接横向比较。对各地转移支付进行调整的步骤具体如下:

(1)以各省区市从中央获得的转移支付和税收返还收入减去地方上解中央的支出,求得各省区市从中央实际获得的净转移支付数额 A_i。

(2)以各省区市的净转移支付比上各省区市的财政支出,求得各省区市净转移支付相对于财政支出的比率 a_i。

（3）假定全国各省区市有一个相同的标准财政支出 x，那么各省区市在这个标准财政支出下获得的净转移支付之和就应该等于实际的中央对地方的净转移支付，即：$(\sum_{i=1}^{31} a_i) \times x = \sum_{i=1}^{31} A_i$，从而求得标准财政支出 x。

（4）再用各省区市净转移支付与财政支出之比 a_i 乘以标准财政支出 x，即为各省区市横向可比的调整净转移支付数额。

经过上述调整后，中央财政对地方的调整净转移支付在各省区市的分布状况具体如表 7-6 所示。

表 7-6 1995 年、2000 年和 2010 年我国各省区市的
中央财政调整净转移支付占比（%）

东部	调整净转移支付占比			中部	调整净转移支付占比			西部	调整净转移支付占比		
	1995	2000	2010		1995	2000	2010		1995	2000	2010
北 京	2.47	1.15	1.03	山 西	2.62	3.14	3.11	内蒙古	4.48	4.33	3.32
天 津	2.58	1.97	1.42	吉 林	3.80	4.16	3.92	广 西	3.38	3.20	3.78
河 北	2.75	2.52	3.20	黑龙江	3.47	3.62	4.09	重 庆	1.89	3.67	3.06
辽 宁	2.58	2.83	2.40	安 徽	2.76	3.12	3.51	四 川	2.94	3.38	3.98
上 海	1.47	1.34	0.77	江 西	3.25	3.50	3.80	贵 州	4.09	4.07	4.23
江 苏	2.27	1.52	1.10	河 南	3.04	2.83	3.72	云 南	4.14	3.67	3.68
浙 江	2.77	1.77	1.24	湖 北	2.66	2.73	3.82	西 藏	6.42	7.11	6.30
福 建	2.50	1.70	2.22	湖 南	3.08	3.37	3.84	陕 西	3.60	4.11	3.34
山 东	2.75	1.77	2.00					甘 肃	4.15	4.50	4.59
广 东	2.19	1.20	1.18					青 海	4.79	5.39	5.24
海 南	2.14	2.92	3.58					宁 夏	5.09	5.26	4.22
								新 疆	3.90	4.14	4.32
平均值	2.41	1.88	1.83	平均值	3.08	3.31	3.73	平均值	4.07	4.40	4.17

数据来源：《中国财政年鉴》(1996、2001、2011)

　　根据上表的数据显示,我国东部地区的调整净转移支付占比均值由
1995 年的 2.41％下降到 2010 年的 1.83％,中部地区的调整净转移支付
占比均值由 1995 年的 3.08％上升至 2010 年的 3.73％,而西部地区的调
整净转移支付占比均值由 1995 年的 4.07％增加至 2010 年的 4.17％。不
同于陈仲常、董东冬(2011)的研究结果,不管是在实行西部大开发和中
部崛起战略之前还是之后,中部和西部地区的调整净转移支付占比均高于
东部地区。如图 7－8 显示,1995 年、2000 年和 2010 年我国东部地区中
央财政调整净转移支付的平均额度为 236.15 亿元,中部地区的平均额度
为 461.97 亿元,西部地区的平均额度为 530.91 亿元,中部地区和西部地
区的调整净转移支付的平均额度均要远高于东部地区。

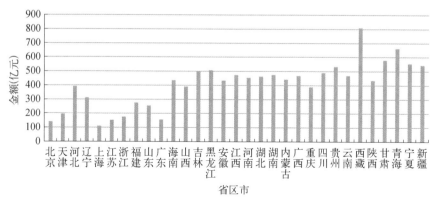

图 7－8　1995 年、2000 年和 2010 年我国各省区市中央
财政调整净转移支付的平均额度

数据来源:《中国财政年鉴》(1996、2001、2011)

　　从表 7－6 和图 7－8 给出的我国各省区市中央财政调整净转移支付
的数据可以看出,1995 年以来,我国中央财政对于中部和西部地区的转
移支付力度不断增强,但以上我国各地区调整净转移支付变化趋势是建
立在我国各省区市人口抚养比无差异的假定基础上。正如上一节的最后
我们所指出的,如果考虑到人口跨区域流动带来的各地区人口年龄结构

和人口抚养比的变化,那么我国各地区的实际财政负担会有所不同,从而改变中央对地方调整净转移支付的帮扶效果。劳动力资源从中西部向东部流动,中西部的劳动力资源减少,削弱了当地创造 GDP 的能力,导致财政收入的减少,而留守儿童和老年人在总人口中所占比重提高,实际人口总抚养比上升,导致医疗、教育、养老等财政支出的增加,从而加重了中西部地区的财政负担;而对于东部地区来说,劳动力资源丰富,不仅提高了当地创造 GDP 的能力,增加了财政收入,而且人口总抚养比相对较低,政府的财政负担没那么重。因而对于中西部和东部地区,给定相同数额的调整净转移支付所产生的帮扶效果是有差别的:人口总抚养比越低,调整净转移支付所发挥的实际帮扶效果越好;人口总抚养比越高,调整净转移支付的实际帮扶力度也就越低。

因此,在比较中央对地方各省区市的调整净转移支付力度时,有必要将人口负担考虑在内。基于我们标准化后的调整净转移支付指标,参考陈仲常、董东冬(2011)的研究,使用中央财政调整净转移支付相对力度 ANCRT 指标,通过加入地区人口抚养修正系数 DCC,以更好地反映中央财政对地方的调整净转移支付的实际力度,具体公式如下所示:

$$ANCRT_i = ANTCC_i \times DCC_i \tag{7.3}$$

$$DCC_i = \frac{1 - GDR_i}{\left[\sum_{j=1}^{31}(1 - GDR_j)\right]/31} \tag{7.4}$$

其中,$ANCRT_i$ 是省区市 i 的中央财政调整净转移支付相对力度,$ANTCC_i$ 是省区市 i 的中央财政调整净转移支付额度,DCC_i 是省区市 i 的人口抚养修正系数,GDR_i 是省区市 i 的人口总抚养比。利用 $1 - GDR_i$ 将负向指标调整为正,即人口抚养修正系数 DCC_i 以劳动力资源所占比重来表示。加入人口抚养修正系数后,我国各省区市中央财政调整净转移支付的实际力度如图 7-9 所示。

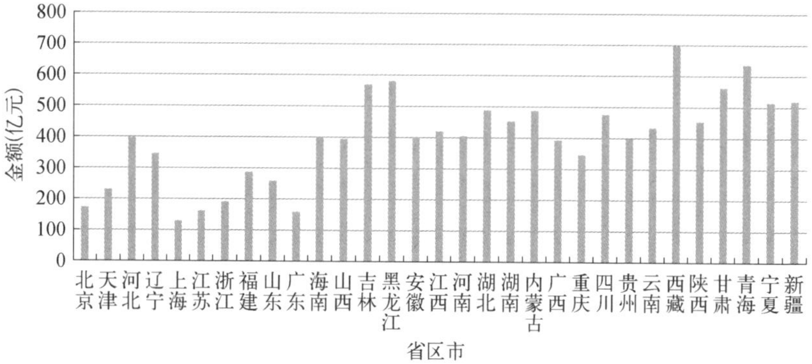

图 7 - 9　1995 年、2000 年和 2010 年我国各省区市中央
财政调整净转移支付相对力度的平均额度

数据来源：《中国财政年鉴》(1996、2001、2011)，《中国人口统计年鉴》(1996、2001) 和
《中国人口和就业统计年鉴 2011》

　　图 7 - 9 显示了 1995 年、2000 年和 2010 年我国各省区市中央财政调整净转移支付相对力度的平均额度。根据图 7 - 9 的数据显示，1995 年、2000 年和 2010 年我国东部地区中央财政调整净转移支付相对力度的平均额度为 248.07 亿元，中部地区的平均额度为 464.3 亿元，西部地区的平均额度为 493.26 亿元。与图 7 - 8 中未考虑人口负担时相比，1995 年、2000 年和 2010 年我国东部地区中央财政调整净转移支付的平均额度为 236.15 亿元，中部地区为 461.97 亿元，西部地区为 530.91 亿元。东部地区、中部地区和西部地区在加入人口抚养修正系数前后的平均额度分别变动了 11.92 亿元、2.33 亿元和 −37.65 亿元。由此可见，在考虑了人口负担的地区差异变动之后，东部地区的中央财政调整净转移支付的实际帮扶力度显著提高，而西部地区却明显下降许多。

　　表 7 - 7 给出了 1995 年、2000 年和 2010 年我国各省区市的中央财政调整净转移支付相对力度占比的变化趋势。根据该表的数据显示，东部地区 1995 年、2000 年和 2011 年的调整净转移支付相对力度占比分别为 2.56％、2.05％、1.97％；中部地区 1995 年、2000 年和 2011 年的调整净转

移支付相对力度占比分别为 3.16％、3.45％、3.83％；西部地区 1995 年、2000 年和 2011 年的调整净转移支付相对力度占比分别为 3.88％、4.16％、3.98％。与未考虑人口年龄结构和人口抚养比时相比，东部地区、中部地区 1995 年、2000 年和 2010 年三年的调整净转移支付相对力度占比均有所提高，东部地区分别提高了 0.15％、0.17％、0.14％，中部地区则分别提高了 0.08％、0.14％、0.1％，而西部地区相应三年的占比均有所下降，分别下降了 0.19％、0.24％和 0.19％。

表 7 - 7　1995 年、2000 年和 2010 年我国各省区市的中央
财政调整净转移支付相对力度占比(％)

东部	调整净转移支付相对力度占比			中部	调整净转移支付相对力度占比			西部	调整净转移支付相对力度占比		
	1995	2000	2010		1995	2000	2010		1995	2000	2010
北　京	3.14	1.49	1.27	山　西	2.55	2.98	3.26	内蒙古	5.03	4.95	3.75
天　津	3.04	2.36	1.72	吉　林	4.66	5.01	4.55	广　西	2.67	2.87	3.26
河　北	2.61	2.62	3.32	黑龙江	4.33	4.42	4.76	重　庆		3.79	2.85
辽　宁	3.16	3.35	2.70	安　徽	2.73	2.85	3.34	四　川	5.43	3.46	3.81
上　海	1.80	1.66	0.92	江　西	2.80	3.31	3.45	贵　州	3.65	3.18	3.20
江　苏	2.64	1.64	1.18	河　南	2.82	2.60	3.39	云　南	4.07	3.49	3.47
浙　江	3.20	2.01	1.38	湖　北	2.46	2.88	4.18	西　藏	4.28	5.63	5.72
福　建	2.17	1.77	2.40	湖　南	2.93	3.53	3.73	陕　西	3.47	4.08	3.63
山　东	2.97	1.89	2.05					甘　肃	4.34	4.28	4.60
广　东	1.73	1.22	1.26					青　海	5.20	5.36	5.11
海　南	1.68	2.54	3.43					宁　夏	4.72	4.81	4.05
								新　疆	3.71	3.97	4.26
平均值	2.56	2.05	1.97	平均值	3.16	3.45	3.83	平均值	3.88	4.16	3.98

数据来源：《中国财政年鉴》(1996、2001、2011)，《中国人口统计年鉴》(1996、2001)和《中国人口和就业统计年鉴 2011》

在上文中,我们发现,我国预期寿命超前度的地区间变化趋势的差异可能与中央财政支出的地区偏向有密切联系。因此,在本节中,我们主要是在陈仲常、董东冬(2011)的研究基础上,通过对我国各省区市的净转移支付先进行标准化,再构造了与原有转移支付相对力度指标有所区别的调整净转移支付相对力度指标,以更好地衡量中央财政支出的地区偏向和转移支付的实际帮扶力度。

基于本节的研究,主要有以下发现:(1)在未考虑人口年龄结构和人口抚养比之前,由于考虑到转移支付在不同省区市的购买力有所区别,将各省区市从中央财政获得的转移支付相对于财政支出进行了标准化。不同于已有的研究结果,不管是在实行西部大开发和中部崛起战略之前还是之后,中部和西部地区的调整净转移支付占比均高于东部地区。(2)改革开放以来大规模的人口流动使得全国各省区市的人口年龄结构的差异越来越大。地区经济越发达,人口总抚养比越低;地区经济越不发达,人口总抚养比反而越高。对于中西部的地方政府来说,这不仅会影响他们的财政收入水平,还意味着教育、医疗、养老方面的财政支出的增加,这必然会加重中西部地区政府的财政负担,削弱中央对地方财政转移支付的实际效果。因此,在对各地区的中央财政调整净转移支付的帮扶力度进行比较时,有必要将人口负担考虑在内。(3)在考虑人口年龄结构和人口抚养比之后,根据构造的调整净转移支付相对力度的数据结果,中央财政对东部地区的转移支付实际帮扶相对力度有所上升,而西部地区获得的中央转移支付实际帮扶相对力度有所下降。但是,由于我们基于各省区市获得净转移支付相对于当地财政支出的意义不同的角度对各省区市获得的净转移支付进行调整后,西部地区和中部地区的中央财政调整净转移支付相对力度仍要显著高于东部地区。

因此,基于以上的研究结果,可以发现不管是否考虑人口年龄结构和人口抚养比,我国中央财政对中西部地区的转移支付实际帮扶力度都远高于东部地区。这在一定程度上能够解释为什么 1990 年以来我国东部地区预期寿命超前度迅速下降,而西部地区的部分省区市预期寿命超前度不降反升,整体预期寿命超前度均值仍维持在较高的水平,超越了东部和中部地区。在下节中,我们将以构造的中央财政调整净转移支付相对力度指标作为主要解释变量,进一步探讨形成我国预期寿命超前发展的背后机制。

7.6　中国预期寿命超前发展的影响因素

中国是如何以较低的经济收入水平实现较高的预期寿命的? 影响中国预期寿命超前发展的因素有哪些? 本节致力于回答这两个关键问题。我们从宏观层面研究中国预期寿命超前度的影响因素,并以调整净转移支付相对力度占比为主要解释变量,这对政府部门制定和修改政策十分有利。在以下的实证分析中,我们主要检验中央财政调整净转移支付相对力度占比、人均 GDP 和地理位置三个变量对我国各省区市预期寿命超前度的影响,并依据数据回归分析的结果提出相关政策建议。

7.6.1　数据来源与变量选取

影响预期寿命的因素有很多,人均收入、受教育水平、净水供给、城市化水平和公共教育、卫生支出等社会变量均与预期寿命的变化存在紧密的联系(Preston,1975;马淑鸾,1989;Easterlin,1999)。研究显示,关于中国各省区市的预期寿命超前发展,东中西部预期寿命超前度随时间推移的不同变化趋势,经济收入水平低时预期寿命对经济收入水平的弹性高可能仅是一方面的原因,中国偏向于中西部地区的转移支付制度也是关键的解释变量。

教育、社会保障和就业、医疗卫生、农林水事务是与预期寿命改善最密切相关的转移支付支出。我们将各项具体支出占各省区市财政支出的比率乘以各省区市调整转移支付相对力度,作为衡量各项具体支出的转移支付力度的指标。我们进行回归分析后发现,这样处理的各变量之间的共线性非常严重,使用这样的变量进行回归分析得到的回归系数估计值是失真的。由于面板太短、样本量较少,这一问题无法得到合适的处理,因此,本章将转移支付相对力度作为一个整体指标考虑转移支付对预期寿命超前度的影响。

在此主要检验中央财政对各地区的转移支付力度、经济收入水平和地理位置对我国预期寿命超前度的影响;使用适用于短期面板数据的混合效应模型对预期寿命超前度的影响因素进行分析;采用人均 GDP 衡量经济收入水平;使用中央财政调整净转移支付相对力度占比衡量中央财政对各地区的转移支付力度。

考虑到财政数据的可得性,研究时间点为 2000 年和 2010 年。其中,计算中央财政调整净转移支付相对力度所需的财政数据来源于 2001 年和 2011 年的《中国财政年鉴》、2001 年的《中国人口统计年鉴》和 2011 年的《中国人口和就业统计年鉴》。中央财政调整净转移支付相对力度的具体数据在上节已计算得出,为了避免人均和数据单位不一致的问题,在本节中以调整净转移支付相对力度占比的形式进行回归分析。人均 GDP 的数据来源于国家统计局网站。考虑到在测算预期寿命超前度时,人均 GDP 均以 1981 年不变美元为单位,在下文的回归分析中,仍将人均 GDP 换算为 1981 年不变美元。地理位置按以下取值分析:东部＝0,中部＝1,西部＝2。

为了更好地解释自变量对因变量的影响,也鉴于双对数线性模型的拟合效果更好,本章中除地理位置因素以外,所有的变量都以对数的形式表示，下文中回归结果中的回归系数为不变弹性。

7.6.2　预期寿命超前度影响因素的双变量分析

（1）中央财政调整净转移支付相对力度占比与预期寿命超前度

与健康相关的政府支出一般与预期寿命正相关。我们使用 2000 年和 2010 年的省级数据进行面板分析。在中央财政调整净转移支付相对力度占比与预期寿命超前度的回归分析中，个体效应不突出。对固定效应模型结果进行 F 检验后发现，p 值在统计上并不显著，不能拒绝混合效应回归模型。以下只报告混合效应回归模型的分析结果。

表 7-8　中央财政调整净转移支付相对力度
占比与预期寿命超前度的关系

	总人口	女性	男性
常数项	4.326***（0.354）	4.059***（0.362）	3.715***（0.210）
调整净转移支付相对力度占比自然对数（$\ln anctrp$）	0.528***（0.103）	0.431***（0.104）	0.319***（0.059）
R^2	0.301 7	0.228 8	0.279 8
p 值	0.000***	0.000***	0.000***

说明：*** 表示双尾检验的显著水平为 1%，括号内的数字为稳健性（robust）标准误差。

表 7-8 中数据显示，中央财政调整净转移支付相对力度占比与预期寿命超前度显著正相关，与预期方向一致。女性预期寿命超前度对调整净转移支付相对力度占比的弹性要大于男性，这可能是男女死亡模式的差异所致。比如，在大多数 OECD 国家中，约 30% 的男性过早死亡是暴力、意外事故等"外因"所致。恶性肿瘤是女性过早死亡的主要原因

（20%～30%），女性仅 16% 的过早死亡是外因所致。男性的死亡率对医疗干预措施的敏感度较低，女性则较高。针对女性的具体预防项目，如系统性筛查乳腺癌和宫颈癌等，已被证明是非常有效的。由于生物因素上的差异和作为抚养孩子的主要角色，女性更可能定期就医（任强等，2005）。

（2）人均 GDP 与预期寿命超前度

Preston（1975）指出，经济收入水平越高，预期寿命越高。虽然 Preston 认为预期寿命的增长只有很小一部分是经济收入增长引致的，然而我们的研究显示，在收入水平较低的阶段，预期寿命对收入水平的弹性非常大。过去 40 多年，中国的人均 GDP 虽然一直在快速增长，但是大部分地区的收入还是处于较低的水平。因此，预期寿命超前度可能会更高。

在人均 GDP 与预期寿命超前度的回归分析中，个体效应不突出。对固定效应模型结果进行 F 检验后发现，p 值在统计上并不显著，不能拒绝混合回归模型，因此，以下只报告混合回归模型的分析结果。

表 7-9　人均 GDP 与预期寿命超前度的关系

	总人口	女　性	男　性
常数项	5.866***（0.272）	5.640***（0.271）	4.760***（0.132）
人均 GDP 自然对数（ln$pgdp$）	−0.490***（0.042）	−0.446***（0.041）	−0.312***（0.019）
R²	0.807 2	0.762 6	0.834 8
p 值	0.000***	0.000***	0.000***

说明：*** 表示双尾检验的显著水平为 1%，括号内的数字为稳健性（robust）标准误差。

从表 7-9 中的回归结果可以看出,人均 GDP 与预期寿命超前度显著负相关,与预期方向一致。女性预期寿命超前度对人均 GDP 的弹性也要大于男性,随着人均 GDP 的提高,女性预期寿命超前度下降更多。一种解释是,随着社会经济的发展,女性的社会生活方式和个人行为发生了转变:诸如女性在抽烟、酗酒等方面的比例逐渐提高,使得在慢性病成为当今和未来的主要疾病模式的情况下,女性死亡水平上升,预期寿命下降;社会经济发展意味着更多的女性进入了就业市场,使得自杀等来自社会压力方面的死因增多。随着人均 GDP 的增长,以上社会经济发展带来的影响都可能会使女性预期寿命超前度的下降幅度大于男性。

(3) 地理位置与预期寿命超前度

不同地区的省区市的资源禀赋、环境质量、文化背景等具有较大的差异,这些与当地人口的健康状况存在千丝万缕的联系。地理位置和预期寿命超前度进行混合回归分析的结果见表 7-10。

表 7-10 地理位置与预期寿命超前度的关系

	总 人 口	女 性	男 性
常数项	2.209*** (0.095)	2.331*** (0.091)	2.439*** (0.055)
地理位置(location)	0.240*** (0.056)	0.197*** (0.055)	0.142*** (0.034)
R^2	0.192 8	0.148 0	0.171 3
p 值	0.000***	0.000***	0.000***

说明:*** 表示双尾检验的显著水平为 1%,括号内的数字为稳健性(robust)标准误差。

根据表 7-10 的回归结果,地理位置因素与预期寿命超前度之间显著正相关,也就是说,地理位置分布在西部地区的省区市,预期寿命超前度增长要高于中部和东部地区的省区市。

　　基于以上的分析结果,中央财政调整净转移支付相对力度占比、人均GDP和地理位置均与预期寿命超前度显著相关,其中,调整净转移支付相对力度与预期寿命超前度显著正相关,人均GDP与预期寿命超前度显著负相关,地理位置因素与预期寿命超前度显著正相关。

7.6.3　预期寿命超前度影响因素的多元回归分析

　　本节将对调整净转移支付相对力度占比、人均GDP和地理位置这三个变量与预期寿命超前度进行多元回归分析。

表 7－11　各变量指标的描述性统计

面板变量：省份(强平衡)						
变量		平均值	标准差	最小值	最大值	样本数
$\ln es$	整体	2.456 8	0.473 5	1.079 4	3.021 3	$N=62$
	组间		0.326 1	1.553 2	2.849 4	$n=31$
	组内		0.345 8	1.850 3	3.063 3	$T=2$
$\ln esf$	整体	2.534 1	0.443 7	1.068 6	3.093 3	$N=62$
	组间		0.297 9	1.713 7	2.911 6	$n=31$
	组内		0.331 0	1.889 0	3.179 2	$T=2$
$\ln esm$	整体	2.585 7	0.297 0	1.947 7	3.000 5	$N=62$
	组间		0.201 3	2.084 3	2.870 6	$n=31$
	组内		0.219 9	2.184 5	2.987 0	$T=2$
$\ln anctrp$	整体	−3.537 1	0.492 1	−4.867 3	−2.643 9	$N=62$
	组间		0.484 5	−4.589 2	−2.704 3	$n=31$
	组内		0.106 6	−3.815 2	−3.258 9	$T=2$
$\ln pgdp$	整体	6.963 7	0.869 0	5.337 7	8.596 3	$N=62$
	组间		0.480 7	6.102 9	8.115 9	$n=31$
	组内		0.726 5	5.970 0	7.957 4	$T=2$

续　表

面板变量：省份（强平衡）

变量		平均值	标准差	最小值	最大值	样本数
location	整体	1.032 3	0.867 8	0	2	$N=62$
	组间		0.875 0	0	2	$n=31$
	组内		0	1.032 3	1.032 3	$T=2$
prov	整体	16	9.017 3	1	31	$N=62$
	组间		9.092 1	1	31	$n=31$
	组内		0	16	16	$T=2$
year	整体	2005	5.040 8	2000	2010	$N=62$
	组间		0	2005	2005	$n=31$
	组内		5.040 8	2000	2010	$T=2$

表 7 - 11 中，lnes 为总人口预期寿命超前度自然对数，lnesf 为女性预期寿命超前度自然对数，lnesm 为男性预期寿命超前度自然对数，lnanctrp、lnpgdp 分别为调整净转移支付相对力度占比和人均 GDP 的自然对数。如表 7 - 11 所示，我们的数据结构是一个平衡的面板数据，由于 $n=31$，$T=2$，因此这是一个短面板。根据表 7 - 11 的数据，各变量在两个时间点和经济收入水平不同的省份的分布基本分散，系统性偏误不存在。其中，变量 location 和变量 prov 的组内（within）标准差为 0，因为分布在同一组的数据属于同一地区和同一省区市；变量 year 的组间（between）标准差为 0，因为不同组的这一变量取值完全相同。

对各变量指标双尾相关性进行分析，分析结果如表 7 - 12 所示。根据下表的数据，被解释变量预期寿命超前度和调整净转移支付相对力度占比、人均 GDP、地理位置这三个解释变量在统计上显著相关，而解释变量之间相关性不高。通过分别计算总人口、女性和男性预期寿命超前度与调整净转移支付相对力度占比等三个解释变量回归方程中的 VIF 值,可得出各解释变量的 VIF 值均不大于 3,解释变量之间不存在严重的多元共线性。

表 7 – 12 各变量指标间相关性分析

		lnes	lnesf	lnesm	lnanctrp	lnpgdp	location
lnes	皮尔逊相关性	1	.989***	.979***	.549***	−.898***	.439***
	显著性(双尾)		0.000	0.000	0.000	0.000	0.000
	样本数	62	62	62	62	62	62
lnesf	皮尔逊相关性	.989***	1	.966***	.478***	−.873***	.385***
	显著性(双尾)	0.000		0.000	0.000	0.000	0.002
	样本数	62	62	62	62	62	62
lnesm	皮尔逊相关性	.979***	.966***	1	.529***	−.914***	.414***
	显著性(双尾)	0.000	0.000		0.000	0.000	0.001
	样本数	62	62	62	62	62	62
lnanctrp	皮尔逊相关性	.549***	.478***	.529***	1	−.482***	.785***
	显著性(双尾)	0.000	0.000	0.000		0.000	0.000
	样本数	62	62	62	62	62	62
lnpgdp	皮尔逊相关性	−.898***	−.873***	−.914***	−.482***	1	−.415***
	显著性(双尾)	0.000	0.000	0.000	0.000		0.001
	样本数	62	62	62	62	62	62
location	皮尔逊相关性	.439***	.385***	.414***	.785***	−.415***	1
	显著性(双尾)	0.000	0.002	0.001	0.000	0.001	
	样本数	62	62	62	62	62	62

说明: *** 表示双尾检验的显著水平为 1%。

上面的双变量分析显示固定效应模型并不优于混合回归模型,因此对调整净转移支付相对力度占比、人均 GDP、地理位置分别与不同性别的人口预期寿命超前度进行多元混合回归分析。为了进一步验证在本节中使用混合回归模型的合理性,在此利用固定效应模型对各变量指标进行多元回归分析。结果显示在总人口、女性和男性预期寿命超前度的影响因素回归分析中,F 值分别为1.23、1.33 和1.72,F 值太小,分别对应的 p 值太大,因此不能拒绝原假设,固定效应模型并不显著优于混合回归模型。由于本节使用的是一个短面板数据,时间维度 $T=2$,非常小,每个个体的信息较少,没有办法探讨扰动项 $ε_{it}$ 是否存在自相关,故一般假设扰动项 $ε_{it}$ 独立同分布,可以不考虑面板自相关的问题,无需加入年份虚拟变量考虑时间效应。因此,最终的回归分析结果如表7-13 所示。在表7-13 中,各变量指标的相关系数绝对值表示各变量对预期寿命超前度的弹性大小,其中,调整净转移支付相对力度占比与预期寿命超前度正相关,人均 GDP 和地理位置与预期寿命超前度负相关,方程 R^2 分别为 0.826 2、0.768 2、0.847 9,p 值均为 0.000 0,均在1%的显著水平上统计显著。

表 7-13　Pooled-OLS 回归分析结果

	因变量(预期寿命超前度自然对数值)		
	ln*es*	ln*esf*	ln*esm*
ln*anctrp*	0.189*(0.101)	0.107(0.109)	0.110*(0.061)
ln*pgdp*	−0.451***(0.039)	−0.429***(0.043)	−0.295***(0.020)
location	−0.032(0.049)	−0.029(0.055)	−0.030(0.032)
常数项	6.302***(0.475)	5.928***(0.508)	5.056***(0.264)
R^2	0.826 2	0.768 2	0.847 9
p 值	0.000 0	0.000 0	0.000 0
样本数	62	62	62

说明:***、**、* 分别表示1%、5%、10%的双尾检验的显著水平,括号内的数字为稳健性(robust)标准误差。

在分性别的预期寿命超前度的影响因素分析中,地理位置因素在统计上均不显著,且变量系数为负,与双变量回归中变量系数方向相反。这可能是因为调整净转移支付相对力度占比和人均 GDP 均与地理位置相关,导致符号相反。在多元回归分析结果中,地理位置与预期寿命超前度负相关,弹性系数非常小且不显著,对预期寿命超前度的影响较弱。我们最为关注的变量调整净转移支付相对力度占比,在总人口和男性预期寿命超前度的回归分析中均统计显著且系数为正,然而在女性预期寿命超前度的分析中,变量系数虽然为正但并不显著,弹性系数要小于男性和总人口。人均 GDP 系数皆为负且非常显著。在女性预期寿命超前度的分析中,调整净转移支付相对力度占比的弹性系数不显著的原因,是因为人均 GDP 与调整净转移支付相对力度占比之间显著负相关。

7.7 小结

在本章中,我们以调整净转移支付相对力度占比、人均 GDP 和地理位置因素为解释变量,对预期寿命超前度的影响因素进行了回归分析。在简单回归中,混合回归模型优于固定效应模型。各变量与预期寿命超前度均显著相关,调整净转移支付相对力度占比和地理位置因素与预期寿命超前度正相关,人均 GDP 与预期寿命超前度负相关。进一步的多元回归分析显示,调整净转移支付相对力度占比与预期寿命超前度显著正相关,人均 GDP 显著负相关,地理位置因素与预期寿命超前度不相关。多元回归分析结果基本验证了我们设想的中国转移支付制度对于各省区市预期寿命超前度的影响。

对于经济收入水平更高、社会经济发展环境更好的东部地区来说,人口流动使得调整净转移支付占比有所提高,虽然预期寿命对人均收入的弹性较小,使得增加的财政支出对预期寿命提高的影响较弱,但是总体上也使得预期寿命超前于经济收入水平。而对于人均 GDP 较低、社会经济发展环境较差的中西部来说,预期寿命超前度随着时间推移反而要高于东部,这一方面是因为对于人均 GDP 较低的地区来说,预期寿命对经济收入水平的弹性更大,因此提高中央转移支付金额、提高转移支付力度能够提高预期寿命超前于经济收入水平的程度。

转移支付的具体支出一直包含有助于公共健康改善的项目。中央对地方的财政转移支付主要由三部分构成:税收返还、一般性转移支付和专项转移支付。其中,税收返还与一个地区的经济效益挂钩;一般性转移支付虽然可能在均等化地区财力上起到一定作用,然而并不能保证地方政府将资金用于改善公共服务上;而专项转移支付主要集中在教育、医疗、社会保障、环境保护等与民生相关的公共服务性领域,专款专用能够保证资金应用于公共服务的改善。以 2010 年为例,这一年一般性转移支付为 13 235.66 亿元,直接用于医疗卫生的转移支付为 16.28 亿元,仅占0.12%;而该年的专项转移支付为 14 112.06 亿元,直接用于医疗卫生的金额就足有 1 395.51 亿元,将近 10%。近些年来,税收返还在总体转移支付中的占比逐渐降低,而一般性转移支付和专项转移支付所占比重不断提高,且逐渐向中西部倾斜。卢洪友、陈思霞(2012)研究发现,一般性转移支付具有"亲穷"的特征,而专项转移支付也大体上符合"贫困地区受益更多"的原则。因此,对于经济收入水平较低和社会经济发展环境较差的省区市来说,预期寿命对经济收入水平的弹性仍然较大,通过中央财政增加与健康有关的转移支付,地方政府也相应地增加与健康相关的财政支出,就可能以较低的经济收入实现较高的健康产出。当前,转移支付制度还存在一定的问题,继续保持转移支付向中西部地区倾斜,进一步地完善转移支付支出项目的设置,加强对转移支付资金使用的监督管理,对转移支付资金的使用情况进行科学合理的评估和考核,改变地方政府工作绩效的考核标准,使得转移支付资金能够更好、更有效率地应用于公共服务领域,对于公共服务在地区间的均等化和经济收入水平较低的地区的人口健康状况的进一步改善具有一定的必要性。

地理位置因素对于预期寿命超前度也有一定的影响。虽然在本章的回归分析中,预期寿命超前度对地理位置因素的弹性并不显著,但是这可能是时间维度太短、样本数量少所致。在研究时段内,地理位置和转移支付与人均 GDP 高度相关。在多元回归分析中,给定其他变量指标不变,地理位置从东部转到中部,会导致总人口、女性和男性的预期寿命超前度分别下降约 3.2%、2.9%、3.0%。中西部的气候环境相对恶劣,社会经济环境也相对处于劣势,这些都不利于健康状况的改善,进而使得地理位置因素造成中西部预期寿命超前度的下降。对于广大中西部地区,可以通过先进医疗技术的普及、人口受教育程度等非经济变量的改变,一定程度上避免地理环境劣势对预期寿命造成的负面影响。

综上所述,为了进一步改善经济收入水平较低、社会经济发展环境较为恶劣的地区人口的健康状况,进而实现全国层面人口健康状况的整体改善,政府部门需要加大中央财政转移支付力度,完善转移支付制度和改善地方政府绩效考核体系,使得中央转移支付力度和经济收入变量对预期寿命超前度的总和影响更加显著;并通过迁移政策、先进医疗技术的普及和人口受教育水平等非经济因素的改变,规避地理环境因素对于中西部地区人口健康状况的负面效应。

第八章
社会经济地位对老人预期寿命的影响

1967 年,Antonovsky(1967)就发现不同社会经济地位人群的死亡率存在差异。之后,对于这种差异是否存在、是怎样的、其原因为何,西方学术界进行了大量的讨论。

为什么社会经济地位和死亡率之间存在关系? 一种解释提出了根本原因理论:由于社会经济地位体现了一系列的资源,例如金钱、知识、威望、权力和有益的社会关系等,所以无论何时何地何种情况发生,社会经济地位都可以保护健康(Phelan et al.,2010)。后来他们对理论进行了改进,在研究中加入了卫生政策的影响,希望通过政策改变来打破或者削弱健康与社会经济地位之间的关系。当然,就其本质而言,干预措施就是使社会经济资源的分配更均匀。Mackenbach 等(2015)比较了 19 个欧洲人群的死亡率不均等的严重程度,来验证根本原因理论。他们计算了 30～79 岁男性和女性死亡的相对风险,将 24 个死亡原因分为四组:可通过行为改变预防的、可通过医疗干预预防的、可通过避免伤害预防的和不可预防的。结果发现虽然受教育程度较低的人群死亡率较高,但这与死亡原因有较大关系,可预防和不可预防的原因之间的死亡率差异很大,可预防和不可预防的原因之间的差异在资源不平等较为严重的中东欧更大,由此支持了根本原因理论。根本原因理论可以视作对社会经济地位和死亡率之间为何存在关系的最佳注脚。

在对来自 7 个高收入世卫组织成员国的 170 万男性和女性的过早死亡的决定因素研究中,通过纳入社会经济状况、职业信息以及 25×25 个危险因素(高酒精摄入量、缺乏体力活动、吸烟行为、高血压、糖尿病、肥胖症等)和死亡率,估计了社会经济地位与 25×25 个风险因素、死亡率的关联,最终认为,除了 25×25 个因素外,社会经济环境应该成为全球卫生战略和健康风险监测的目标,用以降低死亡率(Stringhini et al.,2017)。由此可见社会经济地位在死亡的问题上具有重要意义。在对 1886 年至 1958 年在瑞典出生的约 5 万对双胞胎的历史数据进行分析中,发现受教育程度越高的人寿命越长、健康程度越好。由于研究对象是双胞胎,控制了一部分生物变量,这个研究可以较好地说明社会经济地位对个人寿命和健康的作用(Lundborg et al.,2016)。

社会经济地位通常以受教育程度、经济水平(收入等)、职业(是否就业、职业类型等)以及其他一些因素进行衡量,在近几年的讨论中,关于美国社会的讨论尤为丰富。Schroeder(2016)在对比了美国和其他经合组织发达国家的人口健康状况后认为,美国之所以在人口健康上落后于其他国家,是因为各类健康问题,比如抽烟、肥胖等,在社会弱势群体中广泛而集中,而弱势群体则主要是贫困人口和受教育程度较低的人口。Sasson(2016)运用 1990—2010 年的美国国家生命统计系统的数据,考察了与受教育程度相关的寿命不均等情况,研究者计算了分年龄、性别、种族、受教育程度的死亡率,用 KLD 法计算了寿命不均等情况,最终发现受教育程度较高的美国人比受教育程度低的美国人长寿。Bor 等(2017)检视了美国 1980—2015 年的数据后发现,高收入人群和中等收入人群的预期寿命有所上升,但是贫困人口的预期寿命却停滞不前,因而随着收入不平等的加剧,美国人之间的健康不平等在不断增加。Assari(2018)探究了实现就业与死亡风险的关系,作者运用 Cox 模型发现实现就业与较低的死亡风险有关,受教育程度高的男性的预期寿命会受到是否就业的显著影响,而文化程度较低的女性则不会。除了探究社会经济地位与死亡率之间的关系以外,学者也常常加入其他的因素进行研究。比如运用美国的健康与退休调查研究健康行为在社会经济地位和死亡率之间扮演的角色,结果显示不健康行为的分布可以解释美国低社会经济地位者死亡率过高的大部分原因(Nandi et al.,2014)。另外,在美国出生的西班牙裔的死亡率相对于黑人和白人来说是较为良好的,相对于国外出生的西班牙裔的美国人就更是如此,如果不是西班牙裔的社会经济劣势,他们的死亡率水平会更为良好,由此说明了种族问题在美国人口健康问题中不可忽视的作用(Lariscy et al.,2015)。

　　虽然大多数的学者都用客观标准进行衡量,但也有研究者运用主观社会经济地位进行考察。比如对 29 国数据的研究发现,主观社会经济地位和健康之间的关系超过了客观社会经济地位与健康之间的关系(Präg et al.,2016)。但这类研究并不多见。考虑到中国与国外的情况不完全一致,本章对国际上已有的研究不再作过多赘述,总体而言,国际上对社会经济地位与死亡率的关系研究已经较为成熟,有许多值得借鉴的地方。

8.1　社会经济地位与健康的概念与测量

　　国内关于社会经济地位的研究浩如烟海,但具体到社会经济地位和死亡率之间关系的研究则几乎没有。事实上,死亡可以被视作“健康”的终点。据此,本章先对国内已有的关于社会经济地位与健康的研究进行梳理。

　　社会经济地位的概念易于理解,也容易测量,受韦伯的阶层定义(财富、声望、权力)的影响,一般而言,由收入、教育和职业等因素构成。在具体测量和使用的过程中,社会经济地位的使用可以分为单指标法和多指标法(许金红,2015)。

单指标法又可分为三种情况。第一种是使用收入、教育和职业等变量中的一个,来表示社会经济地位,这种方法在早期的研究中比较多见,随着资料的丰富,学者们较少使用这种方法。第二种是使用通用的指标——社会经济地位指数(SEI),这一指标在后来又被转化成国际标准职业社会经济地位指数(ISEI)。时至今日,如果搜集的资料可以较方便地转化为 ISEI,学者们也会使用这种方法,如袁迎春(2016)在运用中国家庭追踪调查(CFPS)数据进行研究时,就使用了国际标准职业社会经济地位指数。第三种是降维分析,运用主成分分析和因子分析,最终可以得出一个指标(李燕等,2015)。

多指标法就是将多个指标作为变量加入方程中进行考察,其中一些是直接将收入、教育和职业等相关的变量进行运用,还有一些则是通过降维分析,变成较少个数的变量,进行考察。就目前的研究而言,学者们采用这种方法的较多,在这种情况下,社会经济地位是以一组变量的情况出现,而且除了传统的收入、教育和职业信息以外,还有学者纳入了别的信息。比如徐雷和余龙(2016)在运用中国综合社会调查(CGSS)2013 年截面数据考察社会经济地位与老年健康的关系时,其社会经济地位就包括是否为党员、阶层、社交情况、是否有养老保险、是否有医疗保险等多个变量。

相较于社会经济地位概念,健康则更为宽泛。世界卫生组织(WHO)将健康定义为不仅是没有疾病,还包括躯体健康、心理健康、社会适应良好和道德健康。在传统的研究中,除去医学药学领域的研究会用各种具体疾病的发病率进行健康测量以外,人口学的学者主要运用患病率、死亡率、预期寿命等指标对健康进行测算,最近的研究则聚焦于死亡风险和健康预期寿命方面;而社会学乃至经济学的学者,多采用身体健康、心理健康、自评健康等进行操作化。

具体而言,关于健康的数值大都来自相应的调查数据,如大部分的调查研究中都会让被访者填写健康自评。虽然学者们主要根据已有的资料,来决定如何测量健康,但这其中也不乏一些创新做法,比如陆杰华和郭冉(2017)在运用中国健康与养老追踪调查(CHARLS)数据研究老年人健康不平等问题时,在对健康的量化方面,运用了 SF - 36 指数来构建健康指数,对 CHARLS 中的各类健康数据进行了充分利用和合理综合。也有学者对健康的测量进行了拓展,比如说王甫勤(2017)将研究的目光转向了健康生活方式,将 2010 年中国综合社会调查(CGSS)数据的五种具体的涉及健康的行为(吸烟、喝酒、体育锻炼、休息、常规体检等)进行潜在类别分析,最后得出三种不同的生活方式:"混合型""健康型"和"风险型"。

根据 Adler(1999)的分类,社会经济地位与健康关系的研究进展有五个阶段。简单而言,最开始的研究大都围绕着社会经济地位与健康之间的直接关系进行,而随着研究的深入,在两者之间,学者们加入了更多的因素,并且探究出各个因素之间的交叉关系。

就最近三年的研究来看,国内学者也开始进行更加深入的研究,大致的方向主要分为三种。一个是引入某种视角,比如说谈俊新等(2017)的研究就引入了社会资本的视角,郑莉和曾旭晖(2016)的研究引入了性别视角。第二种研究方向是进行分层研究,这种研究的基本出发点是个体是生活在一定的社会条件中的,会受到更高层次的影响,比如齐亚强和牛建林(2015)的研究加入了地级层次变量和省级层次变量,主要是人均GDP 和基尼系数等变量,而陆杰华和郭冉(2017)的研究则加入了家庭收入、社区平均收入和地区(东中西部)的变量进行考察。第三种方法是对中介变量的研究,比如袁迎春(2016)研究了从社会经济地位到健康水平的两个中介机制:在预防机制中,社会经济地位影响生活方式,特别是营养水平,进而影响自评健康水平;在恢复机制中,社会经济地位影响医疗保健能力,特别是医疗保健制度能力,从而影响自评健康水平。薛新东和葛凯啸(2017)基于 2011 年中国老年健康影响因素跟踪调查(CLHLS)的数据,采用 Logistic 回归模型和路径分析法,分析了社会经济地位对老年人健康状况的影响效应及其路径,其中将饮食方法、体育锻炼、社会参与和睡眠质量等作为中介变量,发现社会经济地位对老年人的自评健康和心理健康均产生直接和间接的影响。刘昌平和汪连杰(2017)基于 2013 年中国综合社会调查(CGSS)的数据,以食物获取、体育锻炼、娱乐活动和生活幸福感为中介变量,分析研究了社会经济地位对老年人健康状况的影响。

在已有的硕博士论文中,除了运用自评健康、患病率或者合成变量作为因变量进行回归分析(王璐,2009;赵航,2009;王雪燕,2014;丁立飞,2017;覃竹韵,2017;祝德生,2018)以外,还存在另外一种倾向:先计算一个或多个健康不平等系数,再对该系数进行分解,根据分解结果解释影响不平等的各个因素(郑士秋,2014;陈英,2016;邹凯,2016;高蓉,2016)。不过,以上这些研究所用到的都是存活样本,并不关心死亡样本的问题,研究者们关注的是社会经济地位与健康的关系。

8.2 死亡风险与健康预期寿命

通过上一节的梳理可以发现,国内关于社会经济地位与健康的关系已经研究到了一定程度,但"死亡"作为最重要的终点,却在研究中被忽视了。但近年来有两个相关的概念成为了研究的热点,一个是死亡风险,另一个是健康预期寿命。

关于老年人死亡风险的研究可以分为三类。第一类研究考察了老年人自身生理状态对死亡风险的影响。比如位秀平和吴瑞君(2015)运用日常活动能力、器具性日常活动能力和功能受限测量了老年人的躯体功能,发现老年人的躯体功能对死亡风险有显著影响;杨磊和王延涛(2016)拼接了中国老年健康影响因素跟踪调查(CLHLS)2002—2011 年的数据，依据日常活动能力、工具性日常活动能力、认知能力、自评健康、各类疾病的患病情况等近 40 个健康测评的问题建立了一个虚弱指数，探索了虚弱指数和死亡风险的关系，他们还发现农村老年人的虚弱指数要低于城市老年人。第二类研究考察了老年人在代际互动、居住安排等影响下死亡风险的差异。李春华等(2017)研究发现，代际互动可以显著地减少老年人的死亡风险，不论是精神互动还是物质互动；在居住安排的讨论中，王磊(2014)以晚清东北双城旗人为研究对象，发现分家会增加老年人的死亡风险；李春华和李建新(2015)发现"与子女同住变为不同住"的老年人的死亡风险最高；顾大男和柳玉芝(2006)对比了机构养老老人和居家养老老人的健康状况和死亡风险，发现机构养老老人的死亡风险相对较大。第三类研究关注了老年人自身的社会活动。朱荟等(2012)发现宗教参与对老年人的死亡风险有影响；顾大男(2007)发现旅游和健身锻炼有利于老年人的健康长寿；曾宪新(2007)基于中国老年健康影响因素跟踪调查(CLHLS)2002—2005 年的面板数据，研究了社会经济地位对老年人死亡风险的影响，最终发现居住在城市的老年人比居住在农村的老年人的死亡风险要低，但受教育程度没有显著影响。

151

随着数据、方法和统计软件的不断发展，越来越多的学者开始进行健康预期寿命的测算。在国际上，关于全球 188 个国家 306 种疾病和伤害的全球、区域和国家的伤残预期寿命和健康预期寿命的研究(Murray et al.，2015)引起了极大的关注。在国内的研究中，其实早在 20 世纪 90 年代初，就提出了从伤残预期寿命看中国老年人口的健康状况的观点，还研究了城乡区别(王梅，1992，1993)。乔晓春(2009)对健康寿命做了详实的介绍和述评。在具体的研究中，杜鹏和李强(2006)研究了 1994—2004 年老年人生活自理预期寿命的变化，发现虽然生活自理预期寿命和预期寿命都出现了增长，但前者占后者的比重降低了。李成福等(2017)运用中国城乡老年人追踪调查数据(2006年、2010年)研究了教育对健康预期寿命的影响,发现教育水平对老年人预期寿命和健康预期寿命都起着重要作用,受教育的老年人的预期寿命、健康预期寿命和健康预期寿命的占比均长于未受教育的老年人。在健康预期寿命的城乡对比上,研究发现城市老年人更具有优势(郭未等,2013;陈鹤等,2013)。张文娟和杜鹏(2009)则是对比了东中西部老年人的情况,发现东部老年人的生活自理能力更优。焦开山(2018)拼接了中国老年健康影响因素跟踪调查(CLHLS)1998—2011年的数据,发现较高社会经济地位的老年人并不具备健康预期寿命上的显著优势,但这类人群残障后的死亡率相对较低,即残障预期寿命相对更长。

152

8.3 对以往研究的述评

通过上文的梳理可以发现,现有研究已经对社会经济地位与健康的关系进行了讨论,但得到的结论并不完全一致。一些研究发现居住在城市的老年人比居住在农村的老年人的死亡风险更小,另一些则认为农村的老年人的健康情况更好;一些研究认为没有受过教育的老年人的死亡风险更大,另一些则认为受教育水平并没有对老年人的死亡风险造成显著影响。

除了结论上的不一致,现有的研究还存在一些不足之处。首先,从研究对象来看,现有研究更多地对社会经济地位和健康的关系进行了探索,但在死亡问题上研究得很少,死亡风险与健康预期寿命的概念虽然与死亡的概念接近,但并不能等同于死亡率和预期寿命的概念。目前研究出现了讨论死亡风险较多而不讨论死亡率,关注健康预期寿命多而关注预期寿命少的情况。

还有一个问题是研究中的样本和代表性问题。任何运用微观数据的研究均无法回避这一问题,虽然随着大中型社会调查的广泛开展,研究者个人进行小型调查并根据这类调查直接撰写研究报告的情况已经越来越少,但研究者在运用大中型数据库时,不按照调查的要求正确使用样本和权重,对样本随意拼接、删除的现象仍然存在。这样的现象有多种原因,一是因为一些调查虽然规模大,但得到的数据质量并不高,一些样本无法使用,研究者不得不删除部分质量较低的样本;二是因为所使用的研究方法对缺失数据没有恰当的处理方法,研究者运用这些方法时,只能将缺失相应数据的样本删除;三是个别研究者主观地、不严谨地使用数据和模型。这种忽视样本和代表性问题的情况还有另一种表现形式,就是对结果不进行统计学上显著性的检验而只做简单的数字对比,从某种意义上来说,这也影响着结论的可靠性。在死亡风险和健康预期寿命的研究中,大多数研究者都使用中国老年健康影响因素跟踪调查(CLHLS)数据,但个别研究在数据使用上存在着一些上述的问题。

　　基于对已有研究的回顾,本章将聚焦于老年人的死亡问题。在研究假设上,本章假设不同社会经济地位的老年人的预期寿命是存在差别的,在具体分析中,运用生命表的方法分别计算不同社会经济地位的老年人的死亡率和预期寿命,并计算预期寿命的置信区间,基于置信区间来对预期寿命进行比较,其中,社会经济地位用受教育程度、工作类型和居住地(城乡)来测量。生命表的方法在展示中稍显繁复,这也是与已有的学位论文"反其道行之",但生命表的繁复会带来更多的细节信息。由于本研究是针对老年人的研究,CLHLS 数据成为数据来源的首选,在对数据进行处理时,本章进行了数据拼接,按照官方的数据使用手册对样本进行删除,对失踪样本进行保留处理,使用官方数据给出的各轮权重。在最后的讨论部分,作为对结论的补充说明,本章加入了 Cox 模型用以计算不同社会经济地位因素对老年人死亡风险的影响。

8.4 数据与方法

8.4.1 数据来源

这里使用的数据来源于中国老年健康影响因素跟踪调查,原名为中国老人健康长寿影响因素跟踪调查,简写为 CLHLS。CLHLS 由北京大学健康老龄与发展研究中心组织进行,覆盖全国 23 个省区市,调查对象为 65 岁及以上的老年人及部分配对成年子女。该调查项目在 1998 年进行了基线调查,此后分别于 2000 年、2002 年、2005 年、2008—2009 年、2011—2012 年、2014 年进行了跟踪调查,历次追踪调查除了追踪上一期受访者外,会按照同性别、同年龄的原则就近递补样本,每轮调查也会增加新的样本。调查问卷包括存活被访者问卷和死亡老人家属问卷两种,后者的调查内容是针对原受访者老人在追踪调查中死亡的情况进行相应调查,由死亡老人的家属进行填答。需要额外指出的是,为了防止高龄老人和男性样本在调查中被忽略,CLHLS 并没有采取等比例抽样的方法,这也使得运用 CLHLS 数据时,对权重的正确使用显得尤为重要。

CLHLS 的相关数据发布在北京大学开放研究数据平台,供研究者免费下载用于学术研究。数据平台目前提供了社区数据、生物医学指标数据、子女配对数据和老人样本数据。其中老人样本数据包括截面数据和追踪数据两种,截面数据提供了 1998 年、2000 年、2002 年、2005 年、2008 年和 2011 年等六次调查的数据,截面数据中没有死亡老人的相关数据,仅提供当轮调查中老年人的填答情况数据。追踪数据集包括 1998—2014 年数据集、1998—2011 年数据集、2000—2011 年数据集、2002—2011 年数据集、2005—2011 年数据集、2008—2011 年数据集等六个数据集。1998—2011 年数据集是指以 1998 年调查的样本为基础,集合各期追踪数据,如果在追踪中发生死亡和样本流失,相关情况也会被记录在内,但后面几轮追踪调查中新加入的样本(比如 2000 年调查中的新增样本)则不会被记录在内。其他追踪数据集的情况可依此类推。而 2000—2011 年数据集中则包括了1998 年参加调查并在 2000 年也参加调查的样本,也就是说,2000—2011 年数据集中的样本并不完全是 2000 年的新增样本,而是 2000 年调查的所有样本。当然,在 2000 年调查之前死亡或者失踪的样本并不会出现在这个数据集中。其他追踪数据集的情况可依此类推。

8.4.2 数据的初步整理

本章使用的原始数据是 1998—2011 年数据集、2000—2011 年数据集、2002—2011 年数据集、2005—2011 年数据集、2008—2011 年数据集等五个数据集。原始数据集的情况如表 8-1 所示。

表 8-1 原始数据集情况

追踪年份	状态	数 据 集				
		1998—2011 $N=9\,093$	2000—2011 $N=11\,199$	2002—2011 $N=16\,064$	2005—2011 $N=15\,638$	2008—2011 $N=16\,954$
2000	存活	4 831				
	死亡	3 368				
	缺失	894				
2002	存活	2 643	6 315			
	死亡	1 604	3 343			
	缺失	585	1 541			
2005	存活	1 051	2 628	8 175		
	死亡	1 308	2 963	5 874		
	缺失	284	724	2 015		

续　表

追踪年份	状态	数据集				
		1998—2011 $N=9\,093$	2000—2011 $N=11\,199$	2002—2011 $N=16\,064$	2005—2011 $N=15\,638$	2008—2011 $N=16\,954$
2008	存活	358	950	4 191	7 472	
	死亡	480	1 174	2 520	5 228	
	缺失	214	505	1 464	2 938	
2011	存活	128	363	2 513	4 191	8 418
	死亡	177	458	1 184	2 255	5 642
	缺失	53	129	494	1 026	2 894

数据来源：各数据集的官方数据使用说明

需要指出的是，这并不代表从 1998—2011 年共调查了五万多个样本（数据集的样本数简单相加），因为 2000—2011 年数据集中既有 2000 年的新增样本，也有 1998 年的追踪样本。因此，数据的拼接需要先把各轮调查中的新增样本分离出来，因为每一轮追踪样本（非新增样本）的所有数据均可在之前的数据集中找到。具体操作时，保留 1998—2011 年数据集，其他各数据集的处理方式是：根据 ID 的最后两位（表示进入调查的时间，如最后两位为 00，就表示该样本是 2000 年调查的新增样本），保留各轮调查中的新增样本。然后，按照官方说明文档的要求，删除不符合要求的数据以及个别明显错误的数据。最后将 1998—2011 年数据集与 2000 年新增样本数据、2002 年新增样本数据、2005 年新增样本数据、2008 年新增样本数据合并，形成本章研究使用的数据集。根据官方数据使用的要求，本章将样本年龄限制在 65～106 岁，前两轮调查则为 80～106 岁，在报告时报告 65～100 岁和 80～100 岁的计算结果。最终数据集情况如表 8-2 所示，这也是后面数据分析时运用的数据集。

表 8 - 2 实际运用的数据集基本情况

追踪年份	状态	基 线 年 份				
		1998 N＝8 777	2000 N＝6 262	2002 N＝9 595	2005 N＝7 369	2008 N＝8 949
2000	存活 死亡 缺失	4 680 3 247 850				
2002	存活 死亡 缺失	2 553 1 563 565	3 606 1 710 946			
2005	存活 死亡 缺失	1 008 1 269 276	1 563 1 607 436	5 494 2 818 1 283		
2008	存活 死亡 缺失	339 464 206	588 688 287	3 212 1 331 951	3 249 2 658 1 462	
2011	存活 死亡 缺失	117 171 51	232 280 76	2 126 723 363	1 662 1 061 526	4 062 3 300 1 587

最终形成的数据集共有 40 952 个样本,从 1998—2011 年[①],死亡样本数为 22 890,缺失样本数为 9 865,在 2011 年仍然存活的样本数为 8 199。

8.4.3 样本描述

CLHLS 提供了丰富的信息,但根据本章的研究问题,需要的变量只

---

① 在 2011 年的调查中,有个别样本是在 2012 年进行访问的,在实际进行数据分析时,严格按照访问的时间进行计算。

有受教育程度、工作类型、居住地（城乡），需要的信息是受访者的人口学信息（出生年份、性别）以及与调查相关的一些信息，包括进入调查的时间、死亡时间、退出调查的时间（缺失样本）、权重。其中，本章选用受教育程度、工作类型和居住地（城乡）三个变量对社会经济地位这一概念进行操作化与测量。

在处理受访者的人口学信息和与调查相关的信息时，几乎没有改变，直接保留。对社会经济地位相关变量的操作化，考虑到样本是老年人，也为方便数据分析，将受教育程度、工作类型和居住地（城乡）三个变量都处理为二分变量。具体而言，在处理受教育程度时，将受教育程度年限改为没有受过教育（受教育程度年限为 0）与受过教育（受教育程度年限大于 0）两种。对于工作类型变量的处理，各轮调查中的选项不完全一致，最终将工作处理为二分变量：务农工作与非务农工作，其中，农林渔业、家务、无业等情况被划入前者，剩余的其他工作种类被划入后者。居住地根据城镇和乡村划分，在一些年份有城市、市镇、乡村三种分类，将其处理为二分变量，城市与市镇合并，作为城镇。各变量的情况如表 8-3 所示。

表 8-3　变量测量及分布情况

变　　量	测　　量	样本数	百分比
性　　别	男	16 855	41.16
	女	24 097	58.84
受教育程度	未受教育	26 525	65.12
	受教育	14 210	34.88
工作类型	务农	30 558	74.78
	非务农	10 306	25.22

变　　量	测　　量	样本数	百分比
居住地	乡村	23 344	57
	城镇	17 608	43

在对社会经济地位的相关变量进行操作化时，还有两点需要说明。

一个是针对工作类型的划分。工作类型是衡量社会经济地位的重要指标之一，但也是诸多指标中较难比较的一个。这种困难首先来自"高低"之分，工作类型的"高低"之分可以简单地分为职业声望和职业收入两个方面。就声望而言，从中国古代的"士农工商"到新中国成立以后军人、工人、商人等一系列"要嫁就嫁"对象的变迁，职业声望一直是在变化的。而职业收入则更是如此。其次来自新旧职业的交替，随着社会的变化发展，旧的职业不断消失，新的职业不断产生，这也给衡量职业造成了很大的困难。再次则是来自职业流动性的不断加剧，年轻一代不断跳槽的社会现象已经引起了很多人的关注，这一现象也会对如何科学测量职业造成巨大的挑战。最后，虽然有对应的分值可以查询，但实际调查中问卷往往并不完全根据职业分值表进行设计，而且在追踪调查中，职业问题的"与时俱进"导致各轮调查中使用的分类不完全相同，在合并时会产生额外的麻烦，这种不一致性在 CLHLS 里也出现了。基于种种因素的考虑，本章将样本中的职业分为两种，一种是务农，包括了从事农林渔业、家务、无业等职业的样本，其他的职业则被归入另一类，记为非务农职业。因为本章的研究对象是 65 岁以上的老年人，考虑到他们工作的时代状况，这样的分类比较妥当，但也可能存在某些问题，在这里只是一种学术上的尝试。

另一个是针对居住地（城乡）的划分。在传统的社会经济地位的概念里并没有城乡的指标，但在关于中国的研究中，基于客观现实和数据的易获

159

取性,城乡的分别经常被用来作为社会经济地位差别的补充,甚至被涵盖其中。因此本章也将城乡差别作为衡量社会经济地位的一个维度,对老年人的预期寿命进行考察。城乡变量虽然容易获取,但在追踪调查中,样本可能发生迁移或者行政区划发生变动,这些都可能造成居住地是城镇还是乡村的变化。本章在处理样本的居住地问题时,采用了进入调查时得到的数据。一个样本如果在不止一轮的调查中被访问到,每次访问都会产生一个居住地变量。之所以采用第一次调查到的情况,一是因为第一次的数据更可能是长期生活所在地的数据,与教育、工作类型等性质更接近(这个性质是指已获得一段时间且不会变化,比如受教育程度一般在 30 岁之后就不再发生变化),如果第一次的数据与后面的数据不同,第一次的数据很可能是迁移前的数据;二是因为第一次的数据更可能接近居住地的真实情况,这是针对行政区划变动而言的,行政区划的变动一般是从农村变为城镇,但人口真正地从农村人口转成城镇人口并不是一瞬间的事情。另外,在某几轮调查中,居住地分为城市和乡村两类,但在另外几轮调查中,居住地分为了城市、市镇、乡村三类,本章将城市与市镇合并为城镇,对所有样本进行二分区别。

8.4.4 生命表与预期寿命区间

生命表是人口学最重要的工具之一,其最经典的形式描述了一个出生队列不断退出的过程(普雷斯顿等,2012)。在实际应用中,以"假想队列"而构成的时期生命表更为普遍。

生命表的第一列通常是年龄,x 到 $x+n$ 岁年龄组是指确切年龄在 $(x, x+n)$ 区间的人口[①]。紧随其后的两列是观察数据,通常从观察数据中得到 $_nN_x$ 和 $_nD_x$,其中 $_nN_x$ 是 x 至 $x+n$ 岁年中人数,$_nD_x$ 是 x 至 $x+n$ 岁当年死亡人数。

---

① 本章所用的 $n=1$,即所做生命表为单岁组的完全生命表。

下一列为 $_nm_x$，表示年龄别死亡率，一般情况下：

$$_nm_x \approx {_nM_x} = \frac{_nD_x}{_nN_x} \tag{8.1}$$

但严格来说，$_nm_x$ 所代表的死亡率应该用 x 至 $x+n$ 岁存活人年数作为分母。考虑到本章中的数据是追踪数据，历时较长，$_nm_x$ 严格使用存活人年数作为分母。在计算出 $_nm_x$ 之后，需要选定一套 $_na_x$ 值，用以完成从年龄别死亡率 $_nm_x$ 到年龄别死亡概率 $_nq_x$ 的转换。

$_na_x$ 值有多种获得方法，比如直接观察法、函数 $_nm_x$ 修匀法、使用其他人口的 $_na_x$ 值和使用经验法则等。通常情况下直接观察法不推荐使用，修匀法的可信度最高但耗时较长，使用其他相似人口 $_na_x$ 值的精确度尚可且较为便利，应用广泛。但本章的研究对象为老年人，几乎没有相似人口 $_na_x$ 值可以借鉴，所以采用 $_na_x = n/2$ 的方法，完成 $_nm_x$ 到 $_nq_x$ 的转换，算出 $_nd_x$，代入公式(8.2)：

$$_na_x = \frac{-\frac{n}{24}{_nd_{x-n}} + \frac{n}{2}{_nd_x} + \frac{n}{24}{_nd_{x+n}}}{_nd_x} \tag{8.2}$$

算出新的 a_x 值，再进行迭代，迭代三次后得到稳定的 $_na_x$ 值。得到 $_na_x$ 值后计算公式(8.3)：

$$_nq_x = \frac{n \cdot {_nm_x}}{1 + (n - {_na_x}){_nm_x}} \tag{8.3}$$

根据年龄别死亡概率 $_nq_x$ 计算年龄别存活概率 $_np_x$：

$$_np_x = 1 - {_nq_x} \tag{8.4}$$

然后选择一个 l_0 作为生命表的"基数"[①]，一般选择 100 000，运用公

---

① 通常情况下，l_0 是指 0 岁组年龄，但本章所做的是老年人的部分年龄表，选择最低年龄组为基数 100 000。

式(8.5)：

$$l_{x+n} = l_x \cdot {}_np_x \tag{8.5}$$

算出 $x+n$ 岁的存活人数，再计算出 $x+n$ 岁的死亡人数：

$$_nd_x = l_x - l_{x+n} \tag{8.6}$$

用公式(8.7)得到 x 至 $x+n$ 岁的存活人年数：

$$L_x = n \cdot l_{x+n} + {}_na_x \cdot {}_nd_x \tag{8.7}$$

计算 x 岁以上的存活人年数：

$$T_x = \sum_{a=x}^{\infty} L_a \tag{8.8}$$

最后得到预期寿命：

$$e_x = \frac{T_x}{l_x} \tag{8.9}$$

预期寿命可以用来简单地进行比较，但预期寿命的差距在统计学上是否具有显著性意义，需要计算预期寿命的 95% 的置信区间来进行检验。本章中预期寿命的置信区间通过蒙特卡洛模拟计算。具体来说，用蒙特卡洛模拟得到 D_x^{sim}，然后计算 q_x^{sim}，基于 q_x^{sim} 计算预期寿命，根据 1 000 次模拟后得到的预期寿命计算置信区间。

本章中的生命表均是严格按照确切年龄进行计算并加入了权重，在具体分析时，每一个子样本集的数据均被按照性别与 3 个社会经济地位变量分别进行交叉，最后得到 12 类人群，每 4 类人群构成总体，比如男性未受教育人群、男性受教育人群、女性未受教育人群、女性受教育人群。对每个人群都进行生命表的分析，加上总体、男性和女性的生命表的分析，每一个子样本集会得到 15 张生命表。在文中不展示生命表原表，只展示预期寿命及其置信区间。

8.4.5　生存分析

生存分析是对一个或者多个非负随机变量进行统计分析,即根据观测到的数据对一个或多个非负随机变量进行统计推断(陈家鼎,2005)。这样的定义是从数学的角度出发的,较为抽象,简单而言,当研究周期结束时,某些个体身上还没有出现研究者关心的事件时,生存分析是解决这类问题较好的方法。在本章中,关心的事件是老年人的死亡,而调查中的样本在调查周期内并不一定均会死亡,有一些样本退出了研究(失访),有一些样本存活到了调查周期的末尾,这种情况下生存分析的方法较为适用。

Cox 模型(埃里森,2017)又被称为"等比例风险模型"(proportional hazard model),其形式一般写作:

$$\log h(t) = a(t) + b_1 x_1 + b_2 x_2 \tag{8.10}$$

公式(8.10)中 $a(t)$ 是任何可能的时间函数,因此该模型也被称为半参数或部分参数模型。

Cox 模型虽然对左删失、内部删失数据没有较好的处理方法,但其部分似然的特性使其成为用回归模型估计生存分析数据最好的方法之一,也因此,当研究者们运用生存分析时,Cox 模型几乎成为不二选择。

8.5　不同社会经济地位的老年人的预期寿命比较

8.5.1　不同受教育程度的老年人预期寿命

CLHLS 在第一轮(1998 年)和第二轮(2000 年)调查中,访问的是 80 岁以上的老年人,而从 2002 年开始的第三轮调查之后,加入了 65～80 岁的样本,调查对象从高龄老人扩充到了全体老年人(各轮调查中均有个别样本不符合年龄下限要求但进入了调查,按照官方的数据使用说明的要求,本章在处理这些样本时进行了相应的删除),这就给合成一个长期数据并对观察造成了一定的麻烦。本章的处理方式是用 1998—2000 年的所有样本、2000—2002 年的所有样本、2002—2005 年 80 岁以上的样本、2005—2008 年 80 岁以上的样本和 2008—2011 年 80 岁以上的样本合成一个长期的 80 岁以上的高龄老人样本群进行研究;再用 2002—2005 年的所有样本、2005—2008 年的所有样本和 2008—2011 年的所有样本合成一个长期的 65 岁以上的老年人样本群进行研究。

本节将分为三小节,第一小节描绘不同受教育程度的老年人的预期寿命的比较结果,第二小节描绘不同工作类型的老年人的预期寿命的比较结果,第三小节描绘不同居住地(城乡)的老年人的预期寿命的比较结果。本小节会先给出 80 岁以上样本群的预期寿命结果,再给出 65 岁以上样本群的预期寿命结果,随后对两张图进行文字说明,之后给出两个样本的预期寿命置信区间的结果,并进行说明。

图 8-1 是 80 岁以上样本群中不同受教育程度的老年人的预期寿命情况,图 8-2 是 65 岁以上样本群的情况。对比两图可以发现,总体而言,在同性别组和同年龄组的人群中,受过教育的人群比未受教育的人群的预期寿命要高。在 80 岁以上高龄老人样本中,80 岁组的受过教育的男性比未受过教育的男性预期寿命要多 0.76 年以上,也就是大约有 9 个月的差距,这种差距随着年龄的增长逐渐减小,在 85 岁左右缩小为 0.5 年,在 98 岁时差距消失。而在 80 岁组高龄女性中,受过教育的女性的预期寿命比未受过教育的女性在初始年龄组多出 1 年,在 90 岁左右缩小为 0.5 年,在 98 岁时差距消失。

在 65 岁以上的老年人中,65 岁组受过教育的男性的预期寿命比未受过教育的男性多 1.8 年,随着年龄的增长,这种差距不断缩小,在 75 岁

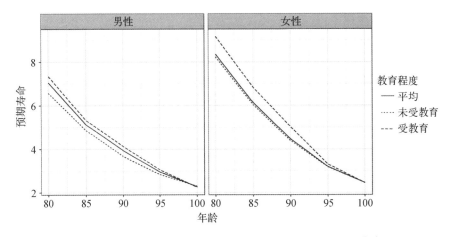

图 8-1　不同受教育程度的高龄老人(80 岁以上)的预期寿命

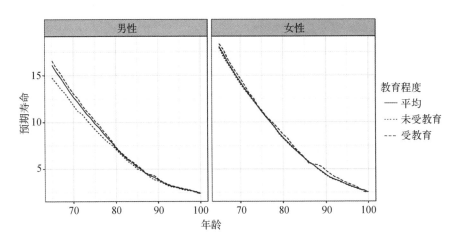

图 8-2　不同受教育程度的老年人(65 岁以上)的预期寿命

左右缩小为 1 年,在 98 岁时差距消失。图 8-2 中女性的情况没有显示出类似的规律,总体来说,同年龄组受过教育的女性的预期寿命高于未受过教育的女性。不过以上的观察结果都需要通过置信区间的显著性检验才能说明其存在性。

图 8-3 和图 8-4 分别是对应的置信区间。可以发现,在 80 岁以上

的高龄老人群体中，只有 80～83 岁组的男性之间的预期寿命是存在显著差异的，而女性的显著区间则在 80～88 岁。在 65 岁以上的老年人群体中，同年龄组未受过教育的女性的预期寿命与受过教育的女性之间不存在显著差异，而受过教育的男性的预期寿命比未受过教育的男性要高，在 65～75 岁组差异显著存在。

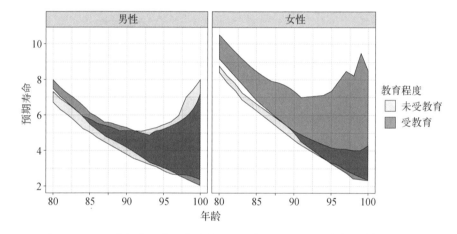

图 8-3　不同受教育程度的高龄老人（80 岁以上）的预期寿命 95％置信区间

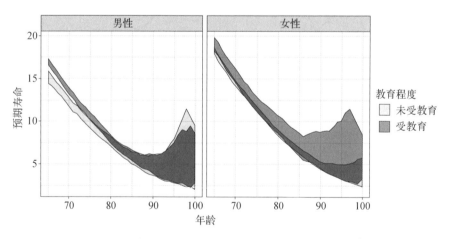

图 8-4　不同受教育程度的老年人（65 岁以上）的预期寿命 95％置信区间

8.5.2 不同工作类型的老年人预期寿命

本小节将比较不同工作类型的老年人的预期寿命。图 8-5 是 80 岁以上高龄老人中不同工作类型的人群的预期寿命情况;图 8-6 是 65 岁以上老年人的相关情况。

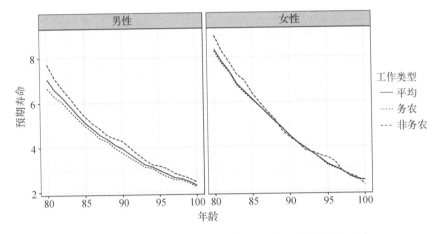

图 8-5 不同工作类型的高龄老人(80 岁以上)的预期寿命

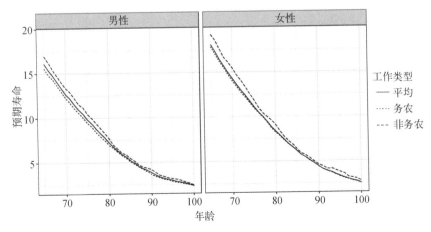

图 8-6 不同工作类型的老年人(65 岁以上)的预期寿命

从图8-5和图8-6中可以看出,总体来说,非务农人群比务农人群的预期寿命要高。具体而言,在80岁以上的人群中,80岁组的男性非务农高龄老人的预期寿命比务农的要多1年,随着年龄的增长,这种差距迅速缩小,在83岁时差距不足0.5年,但非务农的优势一直保持到100岁组;女性方面,80岁组的女性非务农高龄老人的预期寿命比务农的要多0.7年,这种差距迅速缩小,到88岁时几乎消失殆尽,在之后的年龄组,两者的差距几乎不存在。

在65岁以上的老年人群体中,65岁组的非务农男性的预期寿命比务农男性要多1.4年左右,到78岁左右,这种差距缩小为1年,非务农男性的优势保持终身;女性中,在初始年龄组,非务农人群的预期寿命比务农人群要多1.6年,但这个差距下降的速度超过男性,在74岁时,这个差距缩小到了1年,当然非务农女性的优势也保持终身。

图8-7和图8-8给出了相应的置信区间。从置信区间可知,80岁以上的人群中,不同工作类型的高龄老人之间的差异并不大,男性之间的显著区间为80~82岁组,女性之间的显著区间为80~81岁组。而65岁以上的人群中,不同工作类型的老年人之间的差异相对较大,男性之间的显著区间为65~78岁组,女性之间的显著区间为65~74岁组。

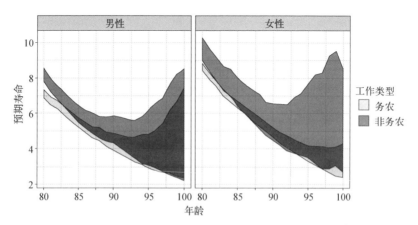

图8-7　不同工作类型的高龄老人(80岁以上)的预期寿命95%置信区间

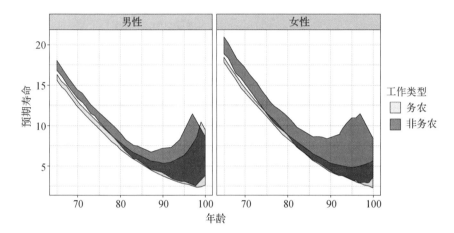

图 8-8 不同工作类型的老年人(65 岁以上)的预期寿命 95% 置信区间

8.5.3 不同居住地的老年人预期寿命

本小节比较不同居住地(城乡)的老年人的预期寿命。图 8-9 是 80 岁以上高龄老人中不同居住地(城乡)的人群的预期寿命情况;图 8-10 是 65 岁以上老年人的相关情况。

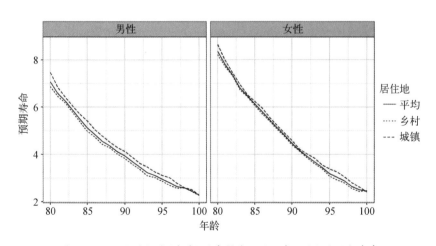

图 8-9 不同居住地(城乡)的高龄老人(80 岁以上)的预期寿命

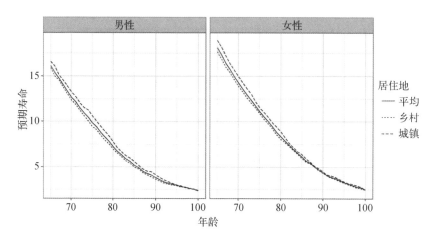

图 8-10 不同居住地(城乡)的老年人(65 岁以上)的预期寿命

170　　　　观察图 8-9 和图 8-10 可以发现,总体来说,居住在城镇的老年人的预期寿命比居住在乡村的老年人要高。在 80 岁以上的群体中,在 80 岁组,居住在城镇的男性的预期寿命比居住在乡村的男性多 0.6 年,女性之间的差距为 0.4 年,这比不同受教育程度、不同工作类型的群体之间的差距要小。在 65 岁以上的群体中,在初始年龄组,男性之间差距大约为

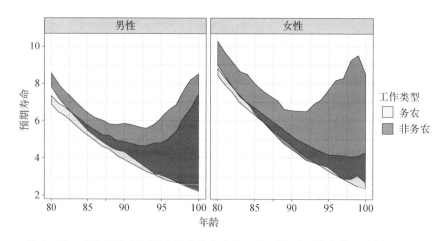

图 8-11 不同居住地(城乡)的高龄老人(80 岁以上)的预期寿命 95% 置信区间

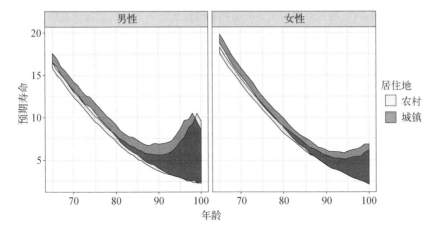

图 8 - 12　不同居住地（城乡）的老年人（65 岁以上）的预期寿命 95％置信区间

1 年，这个差距几乎一直保持到将近 80 岁才开始缩小；同样的，女性之间一开始的差距大约为 1.3 年，到 73 岁时，缩小为 1 年左右。

根据置信区间的情况，在 80 岁以上的高龄老人中，不同居住地（城乡）的老年人之间的预期寿命是不存在显著差异的。在 65 岁以上的老年人中，城镇男性的预期寿命高于乡村男性，其显著性延续到 78 岁，而女性之间差异的显著性延续到 73 岁。

总体来看，不同经济地位的老年人的预期寿命确实存在差别，在同性别、同年龄组的情况下社会经济地位高（受过教育、非务农、居住在城镇）的老年人的预期寿命比社会经济地位低（未受过教育、务农、居住在乡村）的老年人高。表 8 - 4 总结了本章得出的一些结论，样本群中的高龄老人表示 1998—2011 年 80 岁以上的高龄老人样本群，老年人表示 2002—2011 年 65 岁以上的老年人样本群；显著区间表示在置信区间的比较中出现显著差异的年龄组区间，差距大小是对应年龄组的预期寿命估计值的差，"－"表示在置信区间的比较中，不存在显著差异。对表格结果的进一步讨论将在最后一节进行。

表 8-4   较长时期内不同社会经济地位的老年人的预期寿命差别

样本群	性别	不同受教育程度		不同工作类型		不同居住地(城乡)	
		显著区间	差距大小	显著区间	差距大小	显著区间	差距大小
高龄老人 (80+)	男性	80~83	0.76~0.65	80~82	1~0.6	—	—
	女性	80~88	1~0.7	80~81	0.7~0.5	—	—
老年人 (65+)	男性	65~75	1.8~1	65~78	1.4~1	65~78	1~0.9
	女性	—	—	65~74	1.6~1	65~73	1.3~1

172   8.6   进一步的讨论

8.6.1   社会经济地位因素的影响

虽然死亡风险和死亡率、预期寿命并不完全一致,但通过死亡风险的测算,可以检视已有结论的可靠性,并说明不同因素的影响差别。因此,本节将 Cox 模型的结果作为一个检验,表 8-5 给出了 15 个模型的结果。

表 8-5   各轮调查中不同社会经济地位
因素对老年人死亡风险的影响

	1998—2000	2000—2002	2002—2005	2005—2008	2008—2011
模型一					
年龄	1.09***	1.08***	1.09***	1.10***	1.11***
性别(女=0)	1.55***	1.46***	1.22**	1.28***	1.56***
教育(受教育=0)	1.35***	1.24**	1.16*	1.11	1.17*

	1998—2000	2000—2002	2002—2005	2005—2008	2008—2011
模型二					
年龄	1.09***	1.08***	1.10***	1.10***	1.11***
性别（女＝0）	1.40***	1.37***	1.17**	1.26***	1.54***
工作（非务农＝0）	1.20**	1.19*	1.12	1.14	1.36***
模型三					
年龄	1.10***	1.08***	1.10***	1.10***	1.11***
性别（女＝0）	1.34***	1.32***	1.14*	1.22***	1.47***
居住地（城镇＝0）	1.04	0.99	1.11	0.99	1.35***

173

说明：$^*p<0.1$，$^{**}p<0.05$，$^{***}p<0.01$。

　　通过 Cox 模型的检验可以发现，年龄和性别一直是影响老年人死亡风险的重要因素，年龄越大，死亡风险越高，而男性的死亡风险显著高于女性。但这里考察的三个社会经济地位因素却存在着某种变化。总体来说，社会经济地位较低的人群的死亡风险会高于社会经济地位较高的人群。具体来看，受教育程度在 1998 年第一轮调查中是具有显著影响的，但随着时间的推移，这种显著性消失了；工作类型的显著性则呈现出先显著后消失再显著的情况；居住地（城乡）的影响的显著性则表现为从无到有。

　　对比死亡风险的结果与预期寿命的结果（表 8‑6），可以发现在预期寿命存在差别的年龄组区间较大时，对应的死亡风险就越显著。事实上，生命表的方法可以说是生存分析的鼻祖。总体来说，Cox 模型给出的结果更为简洁，但生命表的优势在于在年龄组（生存时间）上能给出更精确的区间。

表 8-6　不同社会经济地位的老年人的预期寿命差别(汇总)

样本群	性别	不同受教育程度		不同工作类型		不同居住地(城乡)	
		显著区间	差距大小	显著区间	差距大小	显著区间	差距大小
高龄老人 (80+)	男性	80~83	0.76~0.65	80~82	1~0.6	—	—
	女性	80~88	1~0.7	80~81	0.7~0.5	—	—
老年人 (65+)	男性	65~75	1.8~1	65~78	1.4~1	65~78	1~0.9
	女性	—	—	65~74	1.6~1	65~73	1.3~1
1998—2000 (80+)	男性	—	—	80~81	1.5~1.4	—	—
	女性	80~85	2~1.5	—	—	—	—
2000—2002 (80+)	男性	80~81	1.5~1	—	—	—	—
	女性	—	—	—	—	—	—
2002—2005 (65+)	男性	65~67	4~2.5	65~66	1.9~1.6	—	—
	女性	—	—	—	—	—	—
2005—2008 (65+)	男性	—	—	—	—	—	—
	女性	—	—	—	—	—	—
2008—2011 (65+)	男性	—	—	65~75	2~1.5	65~75	2.2~1.5
	女性	—	—	65~82	3~1.5	65~80	3~1.5

8.6.2　对样本的重新检视

通过对表 8-5 和表 8-6 的观察,一个有意思的现象值得关注:工作类型的影响和居住地(城乡)的影响在 2005—2008 年的调查中不显著,但在 2008—2011 年的调查中就非常显著了;观察区间也可以发现,不同工作类型和居住地(城乡)的老年人在 2005—2008 年的调查中没有差别,但在 2008—2011 年的调查中存在显著差别的年龄组区间很大。为什么会出现这种情况呢? 一种可能是,在第五轮中出现的这种显著差异是不存在的。在观察了原始数据后可以发现,在 2008—2011 年第五轮调查中,在样本量较少的高社会经济地位人群中,低年龄组出现了较多个年龄组中死亡人数为 0 的情况。比如在差别显著区间最大的不同工作类型的女性中,在非务农女性人群的生命表中,有 6 个年龄组出现了死亡人数为 0 的情况。这当然不符合实际人口的情况,加上权重,这种实际上存在死亡但数据中恰好没有死亡样本的情况会被放大,从而造成了较大区间的结果偏差。针对这一假设,本节用普查人口的死亡率计算了 6 个年龄组的死亡人口,并进行了填补。表 8 - 7 是修改后的 2008—2011 年非务农女性与原来的务农女性之间的预期寿命的比较。

表 8 - 7 修改后的 2008—2011 年不同工作类型的
女性老年人的预期寿命比较

年龄	务农女性预期寿命	非务农女性预期寿命	务农女性置信区间	非务农女性置信区间
65	19.11	20.91	(18.91,19.99)	(20.38,24.56)
70	14.44	16.98	(14.26,15.33)	(16.56,20.63)
75	11.35	13.12	(11.19,12.28)	(12.77,17.09)
80	8.51	10.63	(8.42,9.51)	(10.2,15.18)
85	6.36	7.40	(6.27,7.48)	(7.13,12.75)
90	4.52	4.60	(4.38,5.9)	(4.34,11.86)
95	3.27	4.21	(2.98,5.51)	(4.11,13.5)
100	2.48	2.69	(1.94,6.78)	(8.5,8.5)

通过表 8-7 可以发现,虽然修改后的非务农女性预期寿命有变化,但非务农女性与务农女性的预期寿命差别的显著区间并没有变化,依旧是 65～82 岁。事实上,死亡人口为 0 可以看作是一种对死亡人口低估的极端情况,虽然没有采取等比例抽样,而且筛选样本以及计算确切年龄的方法,会使得低龄

组的死亡人口出现低估的情况,但总体来说,CLHLS的调查质量是非常高的。表8-8可以说明这种情况,表中的第一列为年龄,第二列为第六次人口普查中女性死亡率的数据,第三列为2008—2011年的样本中女性人口的存活人年数,第四列为利用第二列与第三列的数据计算出的理论死亡人口数,第五列为样本中实际死亡的人数,第六列为第四列与第五列的比值。

表8-8 理论死亡人口数与样本中实际死亡人口数的对比

年龄	六普女性死亡率(‰)	实际存活人年数	理论死亡人数	实际死亡人数	理论/实际
65	10.7	231.8	2.5	0.0	—
70	19.8	1 275.0	25.3	18.8	1.3
75	33.3	1 205.4	40.2	45.5	0.9
80	63.4	748.5	47.5	42.6	1.1
85	98.6	365.8	36.1	33.7	1.1
90	162.6	128.3	20.8	18.7	1.1
95	217.6	29.2	6.4	7.3	0.9
99	258.8	5.8	1.5	1.5	1.0

从表8-8中可以看到,除了较低年龄组,其他各年龄组与普查数据相比都几乎一致。因此可以确定2008—2011年的结论是正确的。那么为什么2005—2008年的结果与2008—2011年的结果差别那么大呢?这可能是因为权重的使用问题,本章使用的权重是调查数据中给定的权重,除了2008—2011年第五轮调查中的权重是根据2010年人口普查数据计算得来的,过去各轮的权重都是根据2000年人口普查数据计算得来的。2005—2008年的数据其实已经与2000年的人口普查数据有所差别了,这可能是导致2005—2008年各个社会经济地位因素并没有对老年人的死亡风险产生影响的原因。事实上对权重更为科学的算法应该按照各轮调查的中间

年份的全人口数据计算,这也是本节的不足之处。因而在各轮调查的结果中,差别区间较小的可能不真实存在,即可能是因为低估了低年龄的死亡人口,但较大区间的差别是真实存在的。而长期调查中存在的差距可以看作是各轮调查合成数据之后产生的累积效应,在最终的结论中不予报告。

8.6.3　社会经济地位因素的时间变化

虽然通过上文已经发现了时间变化上的一些规律,但是对这种规律仍然需要更详细的描述。由于样本的权重问题,这里只简单比较了1998—2000 年第一轮调查和 2008—2011 年第五轮调查的结果,这也正好是本章考察的数据的整个周期。因为 1998—2000 年第一轮调查中调查的是 80 岁以上的样本群体,所以在比较两者趋势的时候,都采用 80 岁以上的数据,而初始年龄组受到调查方法和确切年龄算法的影响较大,所以从 81 岁组的数据开始展示。需要说明的是,两个调查比较的结果并不存在统计学上的显著差距,这种趋势只能作为一种参考或者说是一种猜想,虽然这种不显著性很可能是因为样本的高龄特征。

表 8 - 9 是两个调查中不同受教育程度的高龄老人的预期寿命情况,表 8 - 10 是不同工作类型的相应情况,表 8 - 11 是不同居住地的相应情况。为了方便表述,直接用 1998 年表示 1998—2000 年第一轮调查的数据,2008 年表示 2008—2011 年第五轮调查的数据。

表 8 - 9　1998 年与 2008 年不同受教育程度的高龄老人的预期寿命情况

年龄	男性未受过教育		男性受过教育		女性未受过教育		女性受过教育	
	1998	2008	1998	2008	1998	2008	1998	2008
81	6.11	6.87	7.06	7.52	7.78	8.09	9.85	8.79
85	5.16	5.05	5.62	6.05	6.18	6.57	7.69	5.96

年龄	男性未受过教育		男性受过教育		女性未受过教育		女性受过教育	
	1998	2008	1998	2008	1998	2008	1998	2008
90	3.33	3.74	4.23	4.33	4.47	4.47	4.97	4.79
95	2.65	3.04	3.01	3.23	3.37	3.33	3.14	3.59
100	2.42	2.53	2.45	2.36	2.36	2.50	2.54	2.36

表 8－10　1998 年与 2008 年不同工作类型的高龄
老人的预期寿命情况

年龄	男性务农		男性非务农		女性务农		女性非务农	
	1998	2008	1998	2008	1998	2008	1998	2008
81	6.11	6.92	7.59	7.74	8.03	8.03	8.30	9.93
85	5.33	5.34	5.64	6.11	6.38	6.36	6.28	7.40
90	3.52	3.86	4.46	4.48	4.62	4.52	4.09	4.60
95	2.56	2.97	3.38	3.48	3.33	3.27	3.35	4.21
100	2.42	2.33	2.50	2.70	2.40	2.48	1.98	2.69

表 8－11　1998 年与 2008 年不同居住地的
高龄老人的预期寿命情况

年龄	乡村男性		城镇男性		乡村女性		城镇女性	
	1998	2008	1998	2008	1998	2008	1998	2008
81	6.55	6.92	7.04	7.83	7.99	7.81	8.24	9.15
85	5.39	5.27	5.55	6.24	6.49	6.03	6.13	7.31
90	3.61	3.80	4.33	4.52	4.39	4.55	4.81	4.45
95	2.57	2.95	3.35	3.44	3.26	3.28	3.44	3.54
100	2.40	2.31	2.51	2.70	2.35	2.46	2.39	2.54

　　国家统计局公布的 2000 年的 0 岁组总人口的预期寿命是 71.40 岁，男性为 69.63 岁，女性为 73.33 岁，2010 年的数据分别为 74.83 岁、72.38 岁、77.37 岁。总体来看男性与女性的预期寿命都得到了较大幅度的提高，从增长速度来看女性的增长速度更快，这还是在女性整体的预期寿命已经高于男性的情况下所产生的结果。但在高龄老人群体中，这种情况似乎是不同的。观察三张表格中所有男性的情况，可以发现不论是受教育程度、工作类型还是居住地（城乡），不论是社会经济地位较高的人群还是社会经济地位较低的人群，预期寿命从 1998 年到 2008 年，大部分都出现了增长，但是女性的情况并不是如此。

　　在女性群体中，未受过教育人群、非务农人群和居住地为城镇的人群，预期寿命得到了增长，务农女性在 2008 年的预期寿命与 1998 年的同年龄女性相比，几乎是一样的，而居住在乡村的女性在 81 岁时，2008 年的预期寿命略低于 1998 年的值。这两种情况可以被解释为低社会经济地位的制约效应，也就是说，较低的社会经济地位限制了人群预期寿命的不断增长，事实上在一些发达国家，已经出现了低社会经济地位人群预期寿命降低的情况。

　　但低社会经济地位的制约效应无法解释受过教育女性群体的情况，在这一群体中，1998 年的预期寿命高于 2008 年的预期寿命，这种情况从 81 岁持续到了 90 岁。重新回到所有的子群体中，可以发现 81 岁组的预期寿命大约为 10 年，是所有情况中最高的一个，由此提出一个猜测：这个数字很有可能是预期寿命的极限值。因为 1998 年的受过教育女性的预期寿命已经接近顶峰，2008 年的值只是稍微回落而已。

　　当然，本节所述的内容均是某种参考和猜测，并没有统计学意义上的显著性，这些猜测需要更多的理论和数据进行支撑。

8.7 小结

总体而言,同性别、同年龄组的不同社会经济地位的老年人的预期寿命差距只存在于个别年份、个别情况下的较低的年龄组,在较高的年龄组以及大多数情况下则没有统计学上的显著差异。具体而言,在 1998—2000 年的调查中,80～85 岁的受过教育女性比同岁组未受过教育的女性的预期寿命要多 2～1.5 年;在 2008—2011 年的调查中,65～75 岁的非务农男性比同岁组务农男性的预期寿命要多 2～1.5 年,65～82 岁的非务农女性比同岁组务农女性的预期寿命要多 3～1.5 年,65～75 岁的居住在城镇的男性比同岁组居住在乡村的男性的预期寿命要多 2.2～1.5 年,65～80 岁的居住在城镇的女性比同岁组居住在乡村的女性的预期寿命要多 3～1.5 年。

另外,从时间发展来看,受教育程度在 1998—2011 年所提供的影响逐渐减少,而居住地(城乡)在 1998—2011 年所提供的影响却出现了从无到有再到极其显著的变化,工作类型的影响几乎一直存在,而且从区间来看,这个影响因素正在扩大。也就是说,受教育程度在调查周期中的影响力是减弱的,而居住地(城乡)与工作类型的影响则在上升。

通过对比 1998—2000 年和 2008—2011 年的高龄老人数据,提出进一步的猜想:在男性群体中,不论受教育程度、工作类型和居住地(城乡)是否存在差异,同岁组男性的预期寿命随着时间的推移不断增长,这与总体人口的趋势是一致的,即老年男性的预期寿命仍在不断上升。但在女性中,务农女性和居住在乡村的女性样本中似乎出现了低社会经济地位的限制效应,同岁组的预期寿命不再增长;而在受过教育的女性群体中,可能出现了预期寿命的极限值:81 岁组的预期寿命约为 10,因而 2008 年的预期寿命没有提高反而出现了一定的回落。需要指出的是,相同社会经济地位的高龄老人的预期寿命在 1998 年和 2008 年不存在统计学上的显著性，所以这部分只是某种猜测，需要更多的数据和理论来证实。

不过即便上述结论具有统计显著性，也未必可以进行推广，因为在 CLHLS 所调查的人群中，最晚出生的人（2008 年 65 岁进入调查）也是在 1943 年出生的。也就是说，整个调查对象都是清朝末年或民国出生的人群，这一出生队列在幼年、青年、中年时期经历了许多天灾人祸，能进入调查的都是"幸存者"，这种"幸存者偏差"导致结论无法推广到该出生队列的年轻组。另外，对于现在的年轻世代而言，结论也无法推广，因为年轻世代的经历与目前的老年人的人生经历截然不同。

这里的创新之处在于使用了生命表的方法对不同社会经济地位的老年人的预期寿命进行了计算，并在置信区间的基础上对预期寿命的差异做了比较，得到一些突破性的发现。事实上，生命表是一种古老的人口统计手段，但其形式较为繁复，所以使用的人并不多。虽然计算健康预期寿命时会用到多状态生命表，但研究者的关注点往往在健康预期寿命占预期寿命的比重差异上，而忽视了同年龄组预期寿命的差异。另外，本章得出的一些结论可以解释学术界目前存在的一些争论点，比如受教育程度、居住地（城乡）等社会经济地位因素究竟对老年人的死亡是否造成影响、造成什么样的影响，事实上这取决于考察的时间与样本群，本章的结论可以较清晰地解释这些观点的差异。

第九章
寿命不均等指标的新发展[①]

　　过去的研究显示,预期寿命与寿命不均等之间存在显著的负相关关系。但是,深入的研究发现,这种负相关关系往往是基于一定历史时期的数据而得到的结果,并不具有内在的必然性,其原因在于寿命不均等和预期寿命的变化机制不尽相同(Zhang et al.,2009)。任意年龄的死亡率下降都能提高预期寿命,但是寿命不均等的变化取决于死亡率下降的年龄分布,对于绝大多数生命表熵小于 1 的人口来说,都存在一个临界年龄,在这个年龄之前的死亡率下降会减小寿命不均等(即不均等压缩,disparity compression),而在这个年龄之后的死亡率下降却会增大寿命不均等(即不均等扩张,disparity expansion)。因此,整个人口的寿命不均等变化是这两种方向相反的变化共同作用、部分抵消后的结果。

9.1　扩张压缩比

　　近十多年的寿命不均等研究大多都考虑了临界年龄及其对寿命不均等的作用,但是如何准确度量寿命不均等的问题依然没有解决,传统的寿

　　① 本章出处:ZHANG Z, LI Q. The ratio of expansion to compression:a new measure of lifespan disparity[J]. PLoS ONE, 2020, 15(12):e0243482.

命不均等指标无法对寿命不均等的变化给出一致的解释。例如,20 世纪
90 年代,俄罗斯经历了严重的社会动荡,成年人死亡率大幅上升,不均等
压缩增大,导致全体人口的寿命不均等扩大;而同一时期的日本,在降低
老年死亡率方面取得很大的进展,不均等扩张的增长超过不均等压缩的
下降,使全体人口的寿命不均等增大。从结果上看都是寿命不均等增大,
但背后却有着完全不同的故事:俄罗斯经历的是生存状况的恶化,而日
本则是生存状况的持续改善。然而,传统的寿命不均等指标无法区分这
两种情况。其他的寿命不均等指标,比如死亡年龄方差、生命表熵等,因
为有着同样的构造原理,所以都存在同样的问题。为此,我们提出新的寿
命不均等指标——扩张压缩比,即不均等扩张与不均等压缩之比(the
ratio of expansion to compression)。

　　传统的寿命不均等使用死亡导致的寿命损失 $e^\dagger$ 来度量。根据死亡
率变化在临界年龄前后对寿命不均等的不同作用,可以把全体人口(全部
年龄)的寿命不均等以临界年龄($a^\dagger$)为界分解为不均等压缩和不均等
扩张:

$$e^\dagger = \underbrace{\int_0^{a^\dagger} f(a)e(a)da}_{\text{压缩}} + \underbrace{\int_{a^\dagger}^{\omega} f(a)e(a)da}_{\text{扩张}} = e_c^\dagger + e_e^\dagger \qquad (9.1)$$

　　虽然扩张部分和压缩部分是分开定义的,但它们彼此密切相关。首
先,它们加总构成了整体寿命不均等,其中一个变化会导致另一个变化。
任何年龄别死亡率的变化都可能改变生命表的部分函数,比如,死亡年龄
分布和年龄别余寿。这些函数是大部分寿命不均等指标最常用的构成要
素,例如死亡年龄的方差、基尼系数指数(Cheung et al.,2005),以及死亡
导致的寿命损失。临界年龄前后的寿命不均等可能受到死亡率变化的影
响(Van Raalte et al.,2013)。

　　其次,也是更为重要的一点,死亡率的任何变化都可能改变临界年

龄,而总体寿命不均等正是根据这一年龄被分解为扩张部分和压缩部分的。如等式(9.1)所示,临界年龄决定了计算扩张部分和压缩部分的年龄阈值,临界年龄向低龄或高龄的移动会延长或缩短相应的年龄阈值,从而导致这两部分的变化。因此,这两个组成部分是紧密相连的。

此外,相对变化而非绝对变化对于解释这两个组成部分所导致的寿命不均等变化最为重要。原则上,临界年龄与预期寿命无关,因为随机变量的平均值与离散度统计无关(例如,方差与均值)。然而,在实践中,寿命不均等的临界年龄($a^†$)通常位于预期寿命年龄附近,比预期寿命低 2 岁左右(Zhang et al.,2009)。换句话说,大多数人口的临界年龄都在老年,这意味着压缩部分的年龄阈值比扩张部分大得多。因此,压缩部分通常比扩张部分大,且更有可能经历更大的绝对变化。由于基线值不同,比较这两个部分的绝对变化通常没有什么意义。因此,为了理解寿命不均等,需要能够反映两个组成部分相对重要性的指标。

为此,我们将扩张部分和压缩部分合并为单一的测量指标,构造扩张压缩比:

$$REC = \frac{扩张}{压缩} = \frac{e_e^†}{e_c^†} \tag{9.2}$$

可以看出,REC 的变化反映了 $e_e^†$ 和 $e_c^†$ 相对重要性的变化,这也正是寿命不均等变化的实质。

REC 在两种情况下会增加。第一种情况是年轻人的死亡率上升,增加压缩部分。年轻人死亡率的增加也使得临界年龄降低,区间 $[a^†, \omega]$ 扩大,增加扩张部分。当扩张项的上升幅度超过压缩项时,REC 就会增加。

第二种情况是当老年死亡率的下降速度快于青年死亡率时,扩张部分的增加可以超过压缩部分的减少,或者扩张部分的减少小于压缩部分的减少,导致 REC 上升。需要注意的是,老年死亡率的持续改善可以提高临界年龄。如果临界年龄较高,压缩部分的区间 $[0, a^\dagger]$ 比扩张部分的区间 $[a^\dagger, \omega]$ 大得多,REC 可能会下降。这种下降是由于给定任何的死亡率降速,扩张项的增加都小于压缩项的减少(见下文)。如果老年死亡率的改善足够大,扩张项的增加会超过压缩项的增加。此外,如果预期寿命接近极限(这个话题仍在讨论中)(Barbi et al.,2018;Dong et al.,2016),区间 $[a^\dagger, \omega]$ 会收缩,导致扩张项减少。因此,最终结果取决于人类死亡率进一步改善的剩余空间,特别是在高龄阶段。

与之相对应地,REC 在以下两种情况会减小。第一种情况是当年轻人的死亡率比老年人的死亡率下降得更快时,区间 $[0, a^\dagger]$ 扩大,由此产生的压缩部分的增加可能超过扩张部分的增加,因此,REC 将缩小。第二种情况是伴随着老年死亡率的缓慢下降,临界年龄的快速上升导致扩张部分减少,挤压区间 $[a^\dagger, \omega]$,而压缩部分可能缓慢减少甚至增加,因此,REC 将缩小。

与 REC 类似,通过从扩张部分中减去压缩部分,也可以得到一个单一的指标,即扩张与压缩之差(DEC):

$$DEC = 扩张 - 压缩 = e_e^\dagger - e_c^\dagger \tag{9.3}$$

DEC 的变化表明,DEC 为正,反映了扩张占主导,而下降则意味着寿命不均等的扩大(反之亦然)。DEC 既可以是正值,也可以是负值。原则上,REC 和 DEC 在测量寿命不均等的变化或差异方面能起到同样的作用。在本研究中,我们主要关注 REC,因为 DEC 可正可负,在解释负值时需要格外留心。

寿命不均等随时间的变化的定义如下(Zhang et al.,2009):

$$\dot{e}^{\dagger}(t) = \int_0^{\omega} \rho(x, t) g(x, t) dx \tag{9.4}$$

其中，$\rho(x, t) = -\dot{\mu}(x, t)/\mu(x, t)$ 代表随时间推移的年龄别死亡率下降率，$\dot{\mu}(x, t) = d\mu(x, t)/dt$。函数 $g(x, t) = f(x, t)[e^{\dagger}(x, t) + e(x, t)(H(x, t) - 1)]$，其中 $H(x, t) = \int_0^x \mu(a, t) da$ 是累积风险函数，代表年龄 a 的死亡率降低引起的 $e^{\dagger}$ 变化；$e^{\dagger}(x, t) = \int_x^{\omega} f(a, t) e(a, t) da / l(x, t)$ 是 x 年龄以上的寿命不均等。因此，$g(x, t)$ 表示在 x 岁死亡率下降的情况下，$e^{\dagger}$ 会有多大变化，即死亡率下降对改变 $e^{\dagger}$ 的效率。

$e^{\dagger}$ 的变化在临界年龄处可以分成两部分：

$$\dot{e}^{\dagger}(t) = \int_0^{a^{\dagger}} \rho(x, t) g(x, t) dx + \int_{a^{\dagger}}^{\omega} \rho(x, t) g(x, t) dx$$
$$= \dot{e}_c^{\dagger}(t) + \dot{e}_e^{\dagger}(t) \tag{9.5}$$

等式 (9.5) 右边的第一项代表压缩部分的变化，第二项代表扩张部分的变化。这两部分的平衡决定了寿命不均等是增加还是减少。因此，如果 $e^{\dagger}$ 不随时间变化，那么：

$$\dot{e}^{\dagger}(t) = 0 \Leftrightarrow \dot{e}_e^{\dagger}(t) = -\dot{e}_c^{\dagger}(t) \text{ 或 } \frac{\dot{e}_e^{\dagger}(t)}{\dot{e}_c^{\dagger}(t)} = -1 \tag{9.6}$$

当 $\dot{e}_e^{\dagger}$ 大于 $-\dot{e}_c^{\dagger}$ 时，寿命不均等会上升，反之亦然。

从公式 (9.2) 和 (9.4) 可以推导出：

$$\frac{d \ln REC(t)}{dt} = \frac{d \ln e_e^{\dagger}(t)}{dt} - \frac{d \ln e_c^{\dagger}(t)}{dt} = \frac{\dot{e}_e^{\dagger}(t)}{e_e^{\dagger}(t)} - \frac{\dot{e}_c^{\dagger}(t)}{e_c^{\dagger}(t)} \tag{9.7}$$

这表明 REC 的相对变化是由扩张和压缩的相对变化之差决定的。如果扩张部分增加或压缩部分减少，REC 会增加（即 $\dot{e}_c^{\dagger}/e_c^{\dagger} < 0$）。因此，

就寿命不均等而言,REC 可以产生与生存状态有关的一致结论。

类似于等式(9.6),有如下关系:

$$\frac{d\ln REC(t)}{dt}=0 \Leftrightarrow \frac{\dot{e}_e^\dagger(t)}{e_e^\dagger(t)}=\frac{\dot{e}_c^\dagger(t)}{e_c^\dagger(t)} \Leftrightarrow \frac{\dot{e}_e^\dagger(t)}{\dot{e}_c^\dagger(t)}=\frac{e_e^\dagger(t)}{e_c^\dagger(t)} \tag{9.8}$$

当扩张项的相对变化速度与压缩项的相对变化速度相同时,或扩张项和压缩项的相对变化比率等于两项本身的比率(即 REC 本身)时,REC 保持不变。如果扩张项的相对变化大于压缩项的相对变化,则 REC 增加,反之亦然。

通过比较等式(9.6)和等式(9.8)可以发现,REC 对死亡率改善的反应比 $e^\dagger$ 更敏感。从等式(9.8)可以看出,如果 $\dot{e}_e^\dagger$ 比 $\dot{e}_c^\dagger$ 大 $e_e^\dagger / e_c^\dagger$ 倍,REC 会上升。相反,只有当 $\dot{e}_e^\dagger$ 大于 $-\dot{e}_c^\dagger$ 时,$e^\dagger$ 才能上升。换句话说,REC 可以反映出扩张部分中相对较小的变化,而 $e^\dagger$ 的明显上升需要扩张部分的较大变化。这种差异背后的原因在于 REC 是一种相对测量,而 $e^\dagger$ 是一种绝对测量。由于 $e_e^\dagger$ 比 $e_c^\dagger$ 小得多,因此就绝对值而言,$e_e^\dagger$ 的增加很难超过 $e_c^\dagger$ 的变化。然而,由于 $e_e^\dagger$ 比 $e_c^\dagger$ 小得多,其相对变化更可能大于 $e_c^\dagger$ 的相对变化。从这个意义上说,REC 比 $e^\dagger$ 更适合测量寿命不均等。

我们首先用例子说明扩张压缩比的作用。1990—1995 年俄罗斯男性和日本女性的 $e^\dagger$ 上升,而 1960—1965 年比利时男性和 2000—2005 年英格兰和威尔士男性的 $e^\dagger$ 下降。图 9 - 1 描述了四个国家/地区人口的 $g(x)$ 和 $\rho(x)$ 的年龄轨迹。在图 9 - 1A 中,函数 $g(x)$ 与水平线的交界处是临界年龄,由相应线条的垂直线标记。与临界年龄之后的死亡率下降的可能变化相比,临界年龄之前的死亡率下降会使 $e^\dagger$ 产生更大的变化,确切地说,是下降。图 9 - 1B 显示了不同年龄段死亡率的相对改善率 $\rho(x)$。尽管发达国家的死亡率下降较为普遍(Tuljapurkar et al., 2000),但所选人群在死亡率改善的年龄模式上仍表现出明显差异。如公

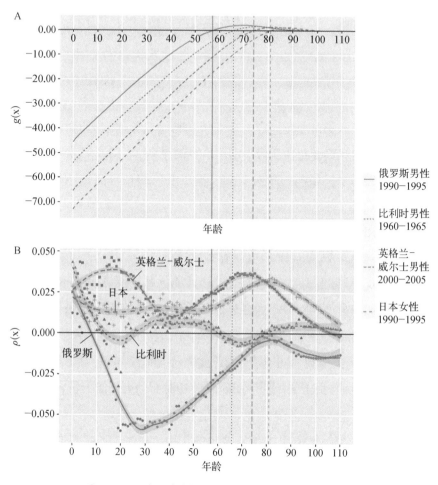

图 9-1 四个国家/地区人口的年龄别 $g(x)$ 和 $\rho(x)$

数据来源：人类死亡率数据库（HMD）(2020)

式(9.4)和公式(9.5)所示，$e^{\dagger}$、$e_c^{\dagger}$ 和 $e_e^{\dagger}$ 的变化取决于 $\rho(x)$ 和 $g(x)$ 的乘积。

俄罗斯的死亡率在 20 世纪 90 年代因社会困境而恶化（Walberg et al.，1998），如表 9-1 所示，俄罗斯男性的预期寿命从 63.76 岁下降到 58.12 岁，同时寿命不均等也从 14.70 岁增加到 15.86 岁。死亡分布向左移动,成年死亡人数激增(图 9 - 2A)。在同一时期,日本女性的预期寿命增加,特别是在较高的年龄段(图 9 - 2B);她们中更多人活到了高龄,并在高龄时死亡。因此,死亡的分布向右移动(图 9 - 2B)。尽管死亡率有所改善,但是日本女性的寿命不均等从 9.29 岁增加到 9.42 岁。在这两种截然不同的情况下,传统的寿命不均等指标 $e^\dagger$ 却都出现增长。因此,要区分不同情况下的寿命不均等增加是代表生存恶化还是改善是有挑战性的。然而,REC 能使这种情况一目了然:俄罗斯男性的 REC 上升,表明

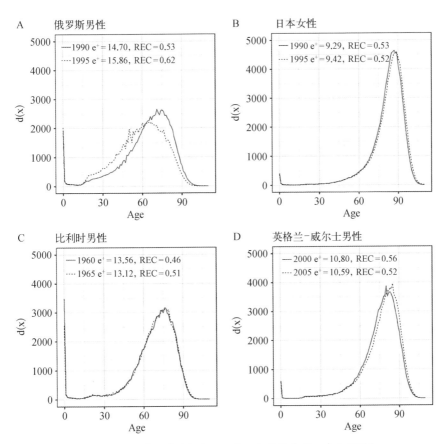

图 9 - 2　四个国家/地区人口的死亡年龄分布、$e^\dagger$ 和 REC

数据来源:人类死亡率数据库(HMD)(2020)

扩张部分的主导地位不断增加,而日本女性的 REC 下降,表明压缩部分的主导地位相对下降。

同样的,$e^\dagger$ 下降可能由不同的扩张和压缩组成。1960—1965 年,比利时男性的 $e^\dagger$ 从 13.55 岁下降到 13.12 岁。压缩项减少但扩张项增加,导致 REC 从 0.46 上升到 0.51。2000—2005 年英格兰和威尔士男性的 $e^\dagger$ 也出现类似于比利时男性的下降,但是 REC 却相反,压缩部分增加,而扩张部分减少,导致 REC 从 0.56 下降到 0.52。REC 这种截然相反的变化可能是死亡率下降的年龄分布的差异引致。在比利时,男性青年的死亡率上升,从而降低了 $e_c^\dagger$,而临界年龄由于其他年龄死亡率的下降继续升高。因此,老年死亡率降低在 $e^\dagger$ 的变化中变得越来越重要,$e_e^\dagger$ 的增加就是证明。英格兰和威尔士的男性死亡率有所改善,尤其是男孩和老年男性(见图 9 - 2D)。然而,老年死亡率的下降不足以抵消临界年龄升高产生的 $e_c^\dagger$ 增加的影响,因此,REC 下降。

表 9 - 1　四个国家/地区人口的预期寿命、寿命不均等和 REC

年份	俄罗斯男性		日本女性		比利时男性		英格兰-威尔士男性	
	1990	1995	1990	1995	1960	1965	2000	2005
e^o	63.76	58.12	81.87	82.78	66.71	67.56	75.62	77.17
$e^\dagger$	14.70	15.86	9.29	9.42	13.55	13.12	10.80	10.59
$a^\dagger$	60.87	53.08	80.40	81.36	65.49	65.60	73.34	75.29
$e_c^\dagger$	9.64	9.82	6.08	6.20	9.31	8.70	6.93	6.97
$e_e^\dagger$	5.06	6.04	3.21	3.22	4.25	4.41	3.87	3.63
REC	0.53	0.62	0.53	0.52	0.46	0.51	0.56	0.52

从表 9 - 1 中可见,俄罗斯男性 REC 从 0.53 增大到 0.62,这期间 $e_e^\dagger$ 和 $e_c^\dagger$ 都有增长,但是前者的增长超过后者,所以总体上呈现为 REC 增大。

日本女性也经历了 $e_e^\dagger$ 和 $e_c^\dagger$ 的增大,但是 $e_c^\dagger$ 的增长快于 $e_e^\dagger$,所以 REC 从 0.53 下降为 0.52。虽然比利时男性与英格兰和威尔士男性的 $e^\dagger$ 下降相似,但其 $e_c^\dagger$ 和 $e_e^\dagger$ 的变化构成是相反的。

表 9-2 展示了 REC 相对变化的分解过程。第一行是 REC 变化的观测值,第二、三行是分解结果,最后一行是根据分解结果估算的 REC 变化。

表 9-2 四个国家/地区人口的 REC 相对变化的分解

	俄罗斯男性 1990—1995	日本女性 1990—1995	比利时男性 1960—1965	英格兰-威尔士男性 2000—2005
$\ln REC/dt$ 观测值	0.032	−0.003	0.021	−0.014
$\dot{e}_e^\dagger / e_e^\dagger$	0.036	0.001	0.008	−0.013
$\dot{e}_c^\dagger / e_c^\dagger$	0.004	0.004	−0.013	0.001
$\ln REC/dt =$ $\dot{e}_e^\dagger / e_e^\dagger - \dot{e}_c^\dagger / e_c^\dagger$	0.032	−0.003	0.021	−0.014

9.2 模拟研究

为了深入探讨 REC 在死亡率不同阶段的表现,我们考虑三种死亡率改善的情景:一种是死亡率平移模型(shifting mortality),即各年龄死亡率以相同的速度下降(匀速下降);其次是"年轻死亡率下降快",指临界年龄前的死亡率下降较快,这对应死亡率转变的早期阶段;最后是"老年死亡率下降快",指临界年龄之后的死亡率下降较快。由于临界年龄通常比预期寿命小 2 岁左右(虽然二者并没有内在的联系),因此能反映死亡率转变后期的死亡率下降模式。

我们以经典的 Siler 模型进行情景模拟：

$$\mu(x,\ t)=\alpha_1 e^{-\rho_1 t-\beta_1 x}+\alpha_2 e^{-\rho_2 t}+\alpha_3 e^{-\rho_3 t+\beta_3 x} \tag{9.9}$$

其中，$\alpha_i(i=1,\ 2,\ 3)$，$\beta_i(i=1,\ 3)$ 是模型参数，右边三项分别是婴儿、成年人和老年人的死亡率，$\rho_i(i=1,\ 2,\ 3)$ 分别是死亡率下降率。这里的参数设为 $\alpha_1=1\times10^{-9}$，$\alpha_2=3\times10^{-4}$，$\alpha_3=1\times10^{-6}$，$\beta_1=1\times10^4$，$\beta_3=0.13$，这些参数得到的预期寿命大致相当于 2017 年日本女性的死亡率水平。参数 ρ_1 和 ρ_2 设定为不随时间变化(均为 0.01)。在"大于 $a^\dagger$ 快速下降"的情况下，对于小于 $a^\dagger$ 的年龄，参数 ρ_3 设置为 0.01，但对于大于 $a^\dagger$ 的年龄，ρ_3 为 0.013；对于"小于 $a^\dagger$ 快速下降"的情况，ρ_3 的设定则相反，即对于低于 $a^\dagger$ 的年龄，$\rho_3=0.013$，对于高于 $a^\dagger$ 的年龄设定为 0.01。在匀速下降模型中，ρ_3 被设定为等于 0.01，与 ρ_1 及 ρ_2 相同，贯穿整个成年期(见表 9‐3)。

表 9‐3　不同情景下的死亡率下降率

	匀速下降模型	小于 $a^\dagger$ 快速下降	大于 $a^\dagger$ 快速下降
小于 $a^\dagger$	$\rho_3=0.010$	$\rho_3=0.013$	$\rho_3=0.010$
大于 $a^\dagger$	$\rho_3=0.010$	$\rho_3=0.010$	$\rho_3=0.013$

模拟结果如图 9‐3 所示。在三种情景下，预期寿命和临界年龄都持续增长(见图 9‐3A、9‐3B)。得益于临界年龄前死亡率(即年轻死亡率)的快速下降，很多生命被拯救，并活到更高的年龄，死亡也更加集中在老年，所以 $e^\dagger$ 会变小(见图 9‐3C 中的第三条线)；相反，当死亡率改善更多地发生在老龄阶段(即 $a^\dagger$ 之后的死亡率下降)，更多的人活得更长久，就会出现 $e^\dagger$ 的升高(见图 9‐3C 中的实线)。但是，包含了不均等扩张和压缩两部分变动信息的 REC 却呈现不一样的趋势：在"匀速下降"和"年轻死亡率下降快"

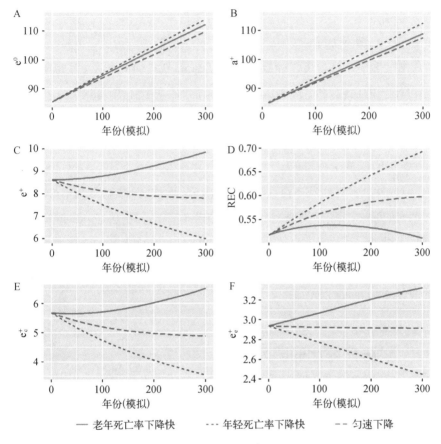

图 9 - 3 不同死亡率下降模式下 $e^{\dagger}$ 和 REC 的变化轨迹

图例：—— 老年死亡率下降快   ⋯⋯ 年轻死亡率下降快   - - 匀速下降

的情景下，REC 都持续上升，与 $e^{\dagger}$ 趋势相反（见图 9 - 3D），因为这两种情景的 $e_e^{\dagger}$ 比 $e_c^{\dagger}$ 下降得慢一些（见图 9 - 3E、9 - 3F），因此二者之比上升。对于"老年死亡率下降快"的情景，刚开始 $e_c^{\dagger}$ 上升缓慢，之后才逐渐加速增长，而 $e_e^{\dagger}$ 则基本保持匀速增长，所以二者之比 REC 先升后降。

在"年轻死亡率下降快"的情形下，年轻时避免的死亡比老年时更多，因此这些避免的死亡被推迟并集中在一个狭窄的区间，导致 $e^{\dagger}$ 下降。相反，当"老年死亡率下降快"时，老年人存活时间较长，增加了扩张部分，反

过来也增加了 $e^\dagger$。令人有些惊讶的是,死亡率匀速下降并没有导致 $e^\dagger$ 不变,而是 $e^\dagger$ 缓慢下降。

如上所述,REC 可以捕捉压缩和扩张部分之间的联系,因此显示出与 $e^\dagger$ 不同的模式(图 9-3D)。对于"年轻死亡率下降快"和"匀速下降"的情景,REC 随时间增加,表明扩张部分相对于压缩部分是重要的。对于这两种情况,$e_e^\dagger$ 和 $e_c^\dagger$ 都会减少,但 $e_c^\dagger$ 减少的速度比 $e_e^\dagger$(图 9-3E 和 9-3F)快,因此 REC 增大。

对于"老年死亡率下降快"的情况,REC 增加,并在第 100 年(模拟的年份)达到峰值,然后下降。由于老年期生存率增长更快速,$e_e^\dagger$ 继续线性增加。然而,$e_c^\dagger$ 在第 100 年之前增长缓慢,从第 100 年开始快速增长。因此,REC 随着时间的推移呈现反 U 形。REC 的下降表明,由于扩张部分的缓慢增加,寿命差距减少。

9.3 扩张压缩比的队列变化

死亡率的压缩或扩张可以从队列角度来解释。例如,由于婴儿死亡率下降,一些本来会发生的死亡被推迟,并越来越集中于一个狭窄的年龄段。我们将扩张压缩比应用于真实队列研究队列的寿命不均等。

图 9-4 展示了 1860 年至 1928 年之间出生的真实队列的 $e^\dagger$ 和 REC 的趋势。$e^\dagger$ 和 REC 显示了不同甚至相反的寿命不均等趋势。1860 年后出生的队列经历了 $e^\dagger$ 的明显下降,但 1900 年之前出生的队列的 $e^\dagger$ 基本不变。然而,REC 呈现出不同甚至相反的趋势。除瑞典外,1900 年前出生的队列的 REC 均略微下降,同时 $e^\dagger$ 也有所下降,二者一致地表明了死亡率压缩。然而,此后 REC 的增加,$e^\dagger$ 的下降,表明扩张部分的重要性增加。瑞典的 REC 在 1900 年的队列之前几

乎保持不变。简而言之,REC 与 $e^{\dagger}$ 在 1900 年以前出生的队列中呈现出相似趋势,但在 1900 年后出生的队列中开始出现差异。这种差异表明,1900 年后出生的队列从 20 世纪 50 年代开始的老年死亡率改善中大大受益。

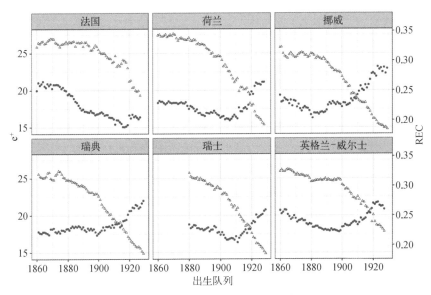

图 9-4　19 世纪以来部分国家/地区出生队列的 $e^{\dagger}$ 和 REC 的变化轨迹

数据来源:人类死亡率数据库(HMD)(2020)

说明:空心三角为 $e^{\dagger}$,对应左侧坐标;实心圆圈为 REC,对应右侧坐标。

9.4　扩张压缩比的时期变化

虽然从队列的角度可以清楚地看到压缩或扩张的演变,但队列研究的时间滞后性使得这些信息对关注寿命不均等现状的公众和政策制定者用处不大。

如图 9-5 所示,REC 随时间的变化趋势与 $e^{\dagger}$ 不同。从 1850 年起的近 100 年间,$e^{\dagger}$ 迅速下降,这一下降在 20 世纪 50 年代明显放缓,此后下

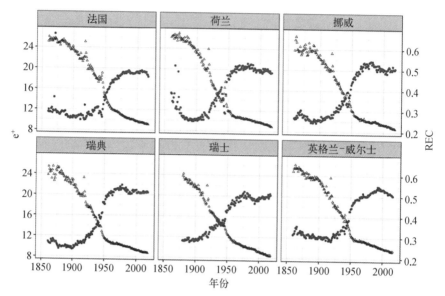

图 9-5　19 世纪以来部分国家/地区 $e^{\dagger}$ 和 REC 的时期变化轨迹

数据来源：人类死亡率数据库（HMD）（2020）

说明：空心三角为 $e^{\dagger}$，对应左侧坐标；实心圆圈为 REC，对应右侧坐标。

降更加缓慢。这种下降主要源于死亡率的降低从婴幼儿和成年转移到老年。

从 20 世纪 30 年代起，REC 大致保持不变，而后迅速上升，到 70 年代达到顶峰。与其他地区不同，英格兰-威尔士在 20 世纪 90 年代之前经历了 REC 的增长，随后逐渐下降。REC 最终达到 0.5，扩张部分大约是压缩部分的一半。重要的是，REC 保持稳定表明，尽管 $e^{\dagger}$ 持续下降，但扩张部分的上升几乎可以抵消压缩部分的下降。REC 不变不是由于死亡率同速下降引起的，因为在"匀速下降"情景的模拟中，REC 会如前述模拟中所示，呈严格上升模式。

此外，REC 的轨迹比 $e^{\dagger}$ 的轨迹波动更强烈。这种差异主要是由于 REC 可以同时受到扩张和压缩变化的影响，而在 $e^{\dagger}$ 中，这两部分会彼此抵消。因此，REC 比 $e^{\dagger}$ 更敏感，可以对更细微的变化做出反应。

9.5 小结

针对传统指标在衡量寿命不均等方面存在的不足,我们根据寿命不均等变化的机制和特点,提出一个新的度量指标——扩张压缩比(REC)。通过模拟研究和实证分析,我们发现 REC 具有以下一些优点:首先,扩张压缩比能够反映不均等扩张与不均等压缩的相对重要性,这种相对重要性的变化是寿命不均等变化的真正内涵;其次,扩张压缩比是一个相对指标,由于寿命不均等变化的数理特性,相对指标对寿命不均等的变化更为敏感,因此能更准确地刻画寿命不均等的变化;最后,对不同的死亡率水平和年龄模式,扩张压缩比都能对寿命不均等的变化给出一致的描述。

这一研究的意义在于,扩张压缩比可以准确地刻画出在不同死亡率转变阶段的人口的寿命不均等,从而能让我们在人口寿命不均等的横向和纵向比较中获得一致的判断。在此基础上,我们才有可能更深入、准确地分析影响寿命不均等的社会经济因素及其作用机制,进而有效地改善人类寿命不均等。

第十章
结　语

　　人类生存状况不断改善,不仅体现在提高预期寿命上,还体现在消减寿命不均等上。新中国成立以来,尤其是改革开放以来,社会经济和健康医疗事业的长足发展推动了中国人口死亡率水平从高到低的快速转变,极大地提高了中国人口的健康水平。一方面,中国人口预期寿命持续、快速增长。在 20 世纪 30 年代初,中国人口预期寿命为 35 岁左右(Barclay et al.，1976)。新中国成立后,中国政府和人民群众在公共卫生、医疗保健方面做出了巨大的努力,极大地改善了中国人口的健康水平。1982 年之后,预期寿命的增长趋缓。尽管如此,在 1981—2020 年间中国人口预期寿命基本保持着与人类最高预期寿命几乎同样的增长速度,并在 20 世纪 90 年代,超过了俄罗斯及东欧工业化国家。

　　另一方面,中国人口寿命不均等快速下降。自 1840 年以来,人类寿命不均等基本上保持着下降的趋势。新中国成立之初,中国女性人口的寿命损失高达 21.1 年,随后开始快速下降,到 20 世纪 90 年代就已经低于俄罗斯及一些东欧国家,在 2010 年更降到 10.6 年,低于同期美国的水平(10.8 年),与其他发达国家的差距也进一步缩小。从人类寿命不均等的历史进程来看,中国寿命不均等下降的进程比发达国家晚了 60 年左右。瑞典女性寿命损失在 1902 年为 21.7 年,接近中国 20 世纪 50 年代水平,到 1964、1965 年降至 10.7 年和 10.5 年,与中国 2010 年的水平相当。

相比来说,中国寿命不均等下降的步伐与比较成功的发达国家(如瑞典、德国等)比较接近。

更重要的是,中国在经济水平较低的情况下实现了预期寿命和寿命均等的超前发展。我们利用世界卫生组织(WHO,2021)提供的生命表数据,对 WHO 会员国的寿命不均等进行横向比较,同时结合世界银行提供的人均国民收入数据,考察经济发展水平与寿命不均等的关系。研究发现,1990 年以来,中国人均收入水平在显著提高的同时,寿命均等水平也在快速提升。尤其值得一提的是,与同等收入水平的国家相比,中国人口寿命不均等也处于非常低的位置。这说明,中国能够在较低的收入水平上,把寿命不均等降到全球极低的水平。2000 年以来,中国人均国民收入持续增长,虽然与中高收入国家还有一定差距,但是寿命不均等已经几乎接近中高收入国家的最低值,与高收入国家差距明显缩小,甚至好于部分高收入国家(如美国和韩国)。

我们还进一步考察了中国寿命不均等的省际差别及其影响因素。在宏观层面上,中国各省区市预期寿命能反映健康的总体水平,而各省区市寿命不均等则能反映健康的公平性。通过对各省区市寿命不均等的分析发现,1990 年以来中国各省区市在预期寿命保持稳定增长的同时,寿命不均等也有了大幅度改善,特别是中西部地区的进步尤其显著。中国区域寿命不均等的差距不断缩小,从而在全国层面促成中国整体人口寿命不均等的改善。对影响寿命不均等因素的统计分析显示,人均 GDP 增长、教育水平提高促进了中国各省区市寿命不均等的下降,而收入基尼系数上升,则阻碍了寿命不均等的下降。其中最重要的是政府对医疗卫生的支持,支持力度越大,寿命不均等水平越低。

中国在健康改善方面的卓越成就突出表现为预期寿命相对于经济水平的超前发展。自新中国成立以来,中国人口的预期寿命随着人均收入的增加不断提高。而更令人惊异的是,就人均收入与预期寿命的经验关系来说,中国人口的预期寿命远远超过了对应经济收入水平所能达到的程度。预期寿命超前发展的概念来自 Preston(1975)提出的人均 GDP 与预期寿命模型。为此,我们提出并构建了超前度指标,分析了 1990 年以来的预期寿命超前度的变化、区域特征及其影响因素。研究发现,较高的调整净转移支付相对力度占比、较低的人均 GDP 会带来较高的预期寿命超前度,而地理位置因素与预期寿命超前度的相关性并不显著。在不同的人均收入水平上,转移支付对东中西部预期寿命改善的影响存在差异,造成了我国东部地区预期寿命超前度迅速下降,而中西部地区的预期寿命超前度超过了东部地区。这一研究的重要意义在于,在健康促进方面,政府行为相对于市场行为有着更为显著的作用。

在快速的人口转变后,中国迎来了人口老龄化浪潮。与其他老龄化国家一样,老年人的生存与健康状况对未来社会经济发展具有极其重要的影响,老年人的健康公平与寿命均等也成为一个重要的议题。国内外文献已经有不少针对中国老年人健康公平的研究,但是还鲜有研究涉及中国老年人寿命均等的问题。对此,我们利用中国老年人健康调查跟踪数据对不同社会经济地位的老年人的预期寿命进行了详细考察。我们发现教育等变量对老年人寿命不均等的影响并不显著,但是居住地与所从事的行业却有着显著的影响,鉴于这二者与社会保障密切相关,可以看出,老年人生存状况的主要决定因素在于老年保障。随着预期寿命的持续增长以及老年人规模的迅速扩大,中国需要面对不断增大的老年保障压力,不同社会经济地位的老年群体的保障公平性将影响未来老年人的健康公平和寿命均等。

随着死亡率的持续下降,人口寿命不均等的问题将变得愈发突出。这个领域的研究还在不断的探索和深化中。我们针对传统指标在衡量寿命不均等方面存在的不足,根据寿命不均等变化的机制和特点,提出一个新的度量指标——扩张压缩比(REC)。通过模拟研究和实证分析,我们发现 REC 具有以下一些优点：首先，扩张压缩比能够反映不均等扩张与不均等压缩的相对重要性，这种相对重要性的变化是寿命不均等变化的真正内涵；其次，扩张压缩比是一个相对指标，由于寿命不均等变化的数理特性，相对指标对寿命不均等的变化更为敏感，因此能更准确地刻画寿命不均等的变化；最后，对于不同的死亡率水平和年龄模式，扩张压缩比都能对寿命不均等的变化给出一致的描述。这一研究的意义在于，扩张压缩比可以准确地刻画处在不同死亡率转变阶段的人口的寿命不均等，从而能让我们在人口寿命不均等的横向和纵向比较中获得一致的判断。在此基础上，我们才有可能更深入、准确地分析影响寿命不均等的社会经济因素及其作用机制，进而有效地改善人类寿命不均等。

　　总体而言，中国 70 多年来在促进健康公平和寿命均等方面都取得了卓越的成就。最为突出的成就莫过于，中国能在较低收入水平下，不仅实现了预期寿命的持续增长，还同时把寿命不均等降到了全球极低的水平。中国在改善健康公平方面取得的成就甚至大大超前于中国快速的经济增长。无论从历史发展的角度还是从横向国际比较的角度，作为一个发展中大国，中国在改善人口健康状况方面都可谓成就斐然。考虑到中国庞大的人口规模，能实现 14 亿人口预期寿命和寿命均等的同步改善，无论从何种意义上说，都称得上是对全人类健康事业的巨大贡献。

参考文献

中文部分

1. 图书

[1]　安东尼·吉登斯.现代性的后果[M].田禾,译.南京：译林出版社,2011：26 - 32.

[2]　保罗·D.埃里森.事件史和生存分析[M].范新光,译.上海：格致出版社,2017.

[3]　陈家鼎.生存分析与可靠性[M].北京：北京大学出版社,2005.

[4]　E.T.李.生存数据分析的统计方法[M].陈家鼎,戴中维,译.北京：中国统计出版社,1998.

[5]　国家卫生健康委员会.中国卫生健康统计年鉴(2021)[M].北京：中国统计出版社,2021.

[6]　塞缪尔·普雷斯顿,帕特里克·霍伊维兰,米歇尔·吉略特.人口统计学：人口过程的测量与建模[M].郑真真,译.北京：社会科学文献出版社,2012.

[7]　乌尔里希·贝克.世界风险社会[M].吴英姿,孙淑敏,译.南京：南京大学出版社,2004：172 - 189.

[8]　中国发展研究基金会.中国人类发展报告 2005——追求公平的人类发展[M].北京：中国对外翻译出版公司,2005.

[9]　中华人民共和国卫生部疾病控制司.中国成人超重和肥胖症预防控制指南[M].北京：人民卫生出版社,2006.

2. 期刊论文

[1]　蔡玥,孟群,王才有,等.2015、2020 年我国居民预期寿命测算及影响因素分析[J].中国卫生统计,2016(1)：2 - 4＋8.

[2]　陈鹤,王灏晨,陈功,等.中国老年人带残预期寿命及疾病影响的城乡差异分析[J].人口学刊,2013(4)：80 - 90.

[3]　陈秋霖.医疗卫生公共筹资对健康产出的影响：跨国面板数据证据[J].劳

动经济研究,2014(3):117-141.

[4] 陈心广,王培刚.中国社会变迁与国民健康动态变化[J].中国人口科学, 2014(2):63-73.

[5] 陈彦光.基于 Moran 统计量的空间自相关理论发展和方法改进[J].地理研究,2009(6):1449-1463.

[6] 陈仲常,董东冬.我国人口流动与中央财政转移支付相对力度的区域差异分析[J].财经研究,2011(3):71-80.

[7] 崔红艳,徐岚,李睿.对 2010 年人口普查数据准确性的估计[J].人口研究, 2013(1):10-21.

[8] 杜乐勋,赵郁馨,高广颖,等.中国行政区域间卫生总费用需求现状和政策分析[J].卫生经济研究,2000(10):10-12.

[9] 杜鹏,李强.1994—2004 年中国老年人的生活自理预期寿命及其变化[J].人口研究,2006(05):9-16.

[10] 范柏乃,张鸣.基于面板分析的中国省级行政区域获取中央财政转移支付的实证研究[J].浙江大学学报(人文社会科学版),2011(1):34-44.

[11] 范叙春,朱保华.预期寿命增长、年龄结构改变与我国国民储蓄率[J].人口研究,2012(4):18-28.

[12] 费太安.健康中国 百年求索——党领导下的我国医疗卫生事业发展历程及经验[J].管理世界,2021(11):26-40.

[13] 苟晓霞.我国年龄组平均预期寿命变动的实证研究[J].人口学刊,2011(4): 30-36.

[14] 顾大男.旅游和健身锻炼与健康长寿关系的定量研究[J].人口学刊,2007 (3):41-46.

[15] 顾大男,柳玉芝.我国机构养老老人与居家养老老人健康状况和死亡风险比较研究[J].人口研究,2006(5):49-56.

[16] 郭庆旺,贾俊雪.中央财政转移支付与地方公共服务提供[J].世界经济, 2008(9):74-84.

[17] 郭未,张刚,杨胜慧.中国老年人口的自理预期寿命变动——二元结构下的城乡差异分析[J].人口与发展,2013(1):64-72.

[18] 郭燕红.推进分级诊疗,构建连续健康服务[J].中国全科医学,2017(1): 1-5.

[19] 郝虹生,E·阿瑞葛,J·班尼斯特.中国分省死亡率分析[J].人口研究,1988 (4):1-10.

[20] 贺东航,孔繁斌.公共政策执行的中国经验[J].中国社会科学,2011(5):

61 - 79.

[21]　胡平,孙福滨,刘海城.不同受教育程度人口的死亡水平差异[J].人口与经济,1997(5)：39 - 45.

[22]　胡英.中国分城镇乡村人口平均预期寿命探析[J].人口与发展,2010(2)：41 - 47.

[23]　黄洁萍,尹秋菊.社会经济地位对人口健康的影响——以生活方式为中介机制[J].人口与经济,2013(3)：26 - 34.

[24]　黄荣清.20 世纪 90 年代中国人口死亡水平[J].中国人口科学,2005(3)：1 - 11.

[25]　黄荣清.中国 80 年代死亡水平研究[J].中国人口科学,1994(3)：11 - 20＋95.

[26]　黄荣清,庄亚儿.人口死亡水平的国际比较[J].人口学刊,2004(6)：3 - 7.

[27]　黄燕芬,张志开,杨宜勇.新中国 70 年的民生发展研究[J].中国人口科学,2019(6)：15 - 31.

[28]　蒋萍,田成诗,尚红云.人口健康与中国长期经济增长关系的实证研究[J].中国人口科学,2008(5)：44 - 51＋95 - 96.

[29]　蒋正华.中国分区模型生命表[J].中国人口科学,1990(2)：37 - 45＋52.

[30]　焦开山.中国老年人健康预期寿命的不平等问题研究[J].社会学研究,2018(1)：116 - 141.

[31]　金刚,柳清瑞,张秋秋.分段预期寿命对国民储蓄率的影响效应[J].中国人口科学,2015(3)：69 - 78＋127.

[32]　李成,米红.中国 1982 年后人口普查和抽样调查中死亡漏报的估计——基于 Bayesian 分层回归模型[J].人口研究,2022(1)：19 - 36.

[33]　李成福,王海涛,王勇,等.教育对中国老年人健康预期寿命影响的多状态研究[J].人口与发展,2017(3)：101 - 105.

[34]　李春华,李建新.居住安排变化对老年人死亡风险的影响[J].人口学刊,2015(3)：102 - 112.

[35]　李春华,吴望春.代际互动对老年人死亡风险的影响——基于 CLHLS 2002—2014 年数据[J].人口学刊,2017(3)：78 - 87.

[36]　李华,俞卫.政府卫生支出对中国农村居民健康的影响[J].中国社会科学,2013(10)：41 - 60.

[37]　李力行,吴晓瑜.健康、教育和经济增长：理论及跨国证据[J].南开经济研究,2011(1)：102 - 119.

[38]　李谭君,文超.财政分权、激励结构与专项转移支付[J].当代财经,2010(9)：

22 - 28.

[39] 李婷.内生与外生死亡分解下的中国成年人口的预期寿命——基于生命力模型的应用[J].人口研究,2015(5):27 - 36.

[40] 李祥云,徐淑丽.我国政府间转移支付制度的平衡效应——基于2000—2010年省际面板数据的实证分析[J].中南财经政法大学学报,2012(4):36 - 41.

[41] 李燕,孙晓杰,刘坤.国内外老年人社会经济地位与健康关系的研究综述[J].中国社会医学杂志,2015(4):278 - 281.

[42] 李永友.公共卫生支出增长的收入再分配效应[J].中国社会科学,2017(5):63 - 82.

[43] 刘昌平,汪连杰.社会经济地位对老年人健康状况的影响研究[J].中国人口科学,2017(5):40 - 50.

[44] 刘会敏,牛叔文,杨振.中国人口死亡水平的空间统计分析[J].中国人口科学,2008(1):44 - 52.

[45] 刘靖,张车伟,毛学峰.中国1991—2006年收入分布的动态变化:基于核密度函数的分解分析[J].世界经济,2009(10):3 - 13.

[46] 刘丽杭,唐景霞.社会经济地位对居民健康公平的影响[J].中国卫生经济,2004(6):40 - 42.

[47] 刘生龙,胡鞍钢,郎晓娟.预期寿命与中国家庭储蓄[J].经济研究,2012(8):107 - 117.

[48] 卢洪友,陈思霞.谁从增加的财政转移支付中受益——基于中国县级数据的实证分析[J].财贸经济,2012(4):24 - 32.

[49] 卢洪友,卢盛峰,陈思霞.中国地方政府供给公共服务匹配程度评估[J].财经问题研究,2011(3):96 - 103.

[50] 鲁小波,陈晓颖.中国各省人均寿命影响因素研究[J].云南地理环境研究,2007(2):72 - 78.

[51] 陆杰华,郭冉.基于地区和社区视角下老年健康与不平等的实证分析[J].人口学刊,2017(2):57 - 67.

[52] 路磊,郝虹生,高凌.1990年中国分省简略生命表[J].人口研究,1994(3):52 - 59.

[53] 罗凯.健康人力资本与经济增长:中国分省数据证据[J].经济科学,2006(4):83 - 93.

[54] 马骊.空间统计与空间计量经济方法在经济研究中的应用[J].统计与决策,2007(19):29 - 31.

205

[55] 马淑鸾.影响预期寿命因素分析[J].人口研究,1989(3):14-18.

[56] 孟令国,王清,胡广.二次人口红利视角下国民储蓄率影响因素分析[J].经济科学,2013(5):9-18.

[57] 明艳,董志勇.我国人口预期寿命的影响因素分析[J].学理论,2010(4):47-50.

[58] 潘杰,雷晓燕,刘国恩.医疗保险促进健康吗?——基于中国城镇居民基本医疗保险的实证分析[J].经济研究,2013(4):130-142+156.

[59] 齐良书.收入、收入不均与健康:城乡差异和职业地位的影响[J].经济研究,2006(11):16-26.

[60] 齐亚强,牛建林.地区经济发展与收入分配状况对我国居民健康差异的影响[J].社会学评论,2015(2):65-76.

[61] 亓昕,马金,高杏华,等.我国1995年各省市分性别简略生命表[J].人口与经济,1999(5):61-64.

[62] 乔晓春.健康寿命研究的介绍与评述[J].人口与发展,2009(2):53-66.

[63] 任强,游允中,郑晓瑛,等.20世纪80年代以来中国人口死亡的水平、模式及区域差异[J].中国人口科学,2004(03):21-31+81.

[64] 任强,郑晓瑛,曹桂英.近20年来中国人口死亡的性别差异研究[J].中国人口科学,2005(1):4-15+97.

[65] 宋新民.流行病学转变——人口变化的流行病学理论的形成和发展[J].人口研究,2003(6):52-28.

[66] 孙百才.测度中国改革开放30年来的教育平等——基于教育基尼系数的实证分析[J].教育研究,2009(1):12-18.

[67] 孙福滨,李树茁,李南.中国第四次人口普查全国及部分省区死亡漏报研究[J].中国人口科学,1993(2):20-25.

[68] 孙福滨,刘海城,胡平.中国不同职业人口死亡水平特征[J].中国人口科学,1996(5):18-25.

[69] 孙祁祥,彭晓博.早期环境、健康不平等与健康人力资本代际传递效应述评[J].中国高校社会科学,2014(1):133-143+160.

[70] 谈俊新,裴晓梅,李玥康.社会资本视角下的城乡老年人健康分化[J].人口与社会,2017(2):39-50.

[71] 田卫民.省域居民收入基尼系数测算及其变动趋势分析[J].经济科学,2012(2):48-59.

[72] 王甫勤.地位束缚与生活方式转型——中国各社会阶层健康生活方式潜在类别研究[J].社会学研究,2017(6):117-140.

206

[73] 王甫勤.社会流动有助于降低健康不平等吗？[J].社会学研究,2011(2)：78-101+244.

[74] 王广庆,侯一麟,王有强.中国转移支付制度规范过程中的利益分化与整合——新制度经济学视角下对中国转移支付演变的一个解释[J].财贸研究,2011(4)：61-67.

[75] 王桂新.新中国人口迁移70年：机制、过程与发展[J].中国人口科学,2019(5)：2-14.

[76] 王金营.1990年以来中国人口寿命水平和死亡模式的再估计[J].人口研究,2013(4)：3-18.

[77] 王磊.分家对老年人死亡风险的影响——基于中国多世代人口数据库(双城)[J].人口学刊,2014(6)：81-88.

[78] 王梅.从对伤残预期寿命的分析看中国老年人口的健康状况[J].人口学刊,1992(5)：19-22.

[79] 王梅.老年人寿命的健康状况分析——老年人余寿中的平均预期带病期[J].人口研究,1993(5)：26-31.

[80] 王森.我国人口预期寿命的结构及影响因素研究——基于省级面板数据的分析[J].西北人口,2014(3)：37-42.

[81] 位秀平,吴瑞君.中国老年人的躯体功能对死亡风险的影响[J].人口与经济,2015(2)：52-59.

[82] 肖砾,马昱,李英华,等.中国城乡居民健康素养状况及影响因素研究[J].中国健康教育,2009(5)：323-326.

[83] 徐雷,余龙.社会经济地位与老年健康——基于(CGSS)2013数据的实证分析[J].统计与信息论坛,2016(3)：52-59.

[84] 薛新东,葛凯啸.社会经济地位对我国老年人健康状况的影响——基于中国老年健康影响因素调查的实证分析[J].人口与发展,2017(2)：61-69.

[85] 阎瑞,陈胜利.四十年来中国人口年龄别死亡率与寿命研究[J].中国人口科学,1991(2)：1-10.

[86] 杨东亮,王晓璐.中国人口预期寿命的省际差异与空间相依特征[J].社会科学战线,2016(4)：172-179.

[87] 杨凡,翟振武.中国人口转变道路的探索和选择[J].人口研究,2012(1)：25-33.

[88] 杨红燕.我国城乡居民健康公平性研究[J].财经科学,2007(3)：69-75.

[89] 杨磊,王延涛.中国老年人虚弱指数与死亡风险及队列差异[J].人口与经济,2016(2)：48-57.

207

[90] 杨燕绥,刘懿.全民医疗保障与社会治理:新中国成立 70 年的探索[J].行政管理改革,2019(8):4-12.

[91] 游允中.1982 年中国人口普查的可信度[J].人口与经济,1984(6):11-18+23.

[92] 袁迎春.不平等的再生产:从社会经济地位到健康不平等——基于 CFPS 2010 的实证分析[J].南方人口,2016(2):1-15.

[93] 曾宪新.社会经济地位对我国老年人死亡风险的影响[J].人口与经济,2007(5):50-55.

[94] 翟德华.中国第五次人口普查全国人口死亡水平间接估计[J].人口与经济,2003(5):65-69.

[95] 翟振武.对我国 1953—1964 年、1964—1982 年生命表指标的估计[J].人口研究,1987(1):22-29.

[96] 翟振武.中国 1981—1987 年人口死亡水平及模式的变化趋势[J].人口学刊,1989(2):12-19.

[97] 张二力,路磊.对中国 1990 年人口普查成年人口死亡登记完整率的估计[J].中国人口科学,1992(3):27-29.

[98] 张文娟,杜鹏.中国老年人健康预期寿命变化的地区差异:扩张还是压缩?[J].人口研究,2009(5):68-76.

[99] 张文娟,魏蒙.中国人口的死亡水平及预期寿命评估——基于第六次人口普查数据的分析[J].人口学刊,2016(3):18-28.

[100] 张震.1950 年代以来中国人口寿命不均等的变化历程[J].人口研究,2016(1):8-21.

[101] 赵梦晗,杨凡.六普数据中婴儿死亡率及儿童死亡概率的质疑与评估[J].人口研究,2013(5):68-80.

[102] 郑莉,曾旭晖.社会分层与健康不平等的性别差异基于生命历程的纵向分析[J].社会,2016(6):209-237.

[103] 朱荟,陆杰华.宗教参与对我国高龄老人死亡风险的影响分析[J].人口研究,2012(1):83-92.

[104] 朱玲.政府与农村基本医疗保健保障制度选择[J].中国社会科学,2000(4):89-99.

3. 学位论文

[1] 陈英.不同地区居民与社会经济地位相关的健康公平性分析[D].石河子:石河子大学,2016.

［2］ 丁立飞.中老年居民家庭收入与健康状况关系的研究［D］.天津：天津财经大学,2017.

［3］ 高蓉.中国居民收入差距与健康不平等［D］.南京：南京农业大学,2016.

［4］ 覃竹韵.中老年城乡居民健康差异及其影响因素实证研究［D］.南京：南京大学,2017.

［5］ 王大海.不同基本医疗保险对居民医疗消费影响的比较研究［D］.济南：山东大学,2013.

［6］ 王璐.收入对我国城乡居民健康影响的实证研究［D］.南京：南京农业大学,2009.

［7］ 王雪燕.社会经济地位、生活方式与中国居民的健康不平等［D］.厦门：厦门大学,2014.

［8］ 肖龙华.中国国家和省级卫生总费用快速推算方法及应用研究［D］.北京：北京协和医学院,2012.

［9］ 许金红.社会经济地位与健康的关系研究［D］.深圳：深圳大学,2015.

［10］ 赵航.我国人口健康影响因素的统计分析［D］.杭州：浙江工商大学,2009.

［11］ 郑士秋.与收入相关的健康不平等研究［D］.厦门：厦门大学,2014.

［12］ 祝德生.社会经济地位、宗教信仰与居民健康［D］.杭州：浙江财经大学,2018.

［13］ 邹凯.中国居民健康不平等及其分解研究［D］.南京：南京审计大学,2016.

4. 网站

［1］ 人民网.人民网 2018 年两会调查结果出炉［EB/OL］.http://ip.people.com.cn/n1/2018/0301/c418179-29841756.html.

英文部分

1. 图书

［1］ BENGTSSON T. Perspectives on mortality forecasting III. The linear rise in life expectancy: history and prospects［M］. Stockholm: Swedish National Social Insurance Agency, 2006.

［2］ CASELLI G. Health transition and cause-specific mortality［M］// SCHOFIELD R, REHER D, BIDEAU A. The decline of mortality in Europe. Oxford: Clarendon Press, 1991.

［3］ COALE A J, DEMENY P G, VAUGHAN B. Regional model life tables and stable populations: studies in population［M］. New York:

Academic Press, 1983.

[4] COALE A J. The growth and structure of human populations: a mathematical investigation[M]. Princeton: Princeton University Press, 1972: 89 - 103.

[5] GETIS A, ORD J K. The analysis of spatial association by use of distance statistics[M]//ANSELIN L, REY S J. Perspectives on spatial data analysis.Berlin: Springer Press, 2010: 127 - 145.

[6] GROSSMAN M. On the concept of health capital and the demand for health[M]. New York: Columbia University Press, 2017.

[7] GROSSMAN M, KAESTNER R. Effects of education on health[M]// BEHRMAN J R, STACEY N. The social benefits of education. Ann Arbor: University of Michigan Press, 1977.

[8] KAUFMANN D, KRAAY A. The worldwide governance indicators project[M]. Washington, DC: The World Bank Group, 2015.

[9] KEYFITZ N. Applied mathematical demography[M]. New York: John Wiley, 1977.

[10] KUNITZ S J.The health of populations: general theories and particular realities[M]. Oxford: Oxford University Press, 2007.

[11] MCKEOWN T. The modern rise of population [M]. New York: Academic Press, 1976.

[12] POMERANZ K. The great divergence: China, Europe, and the making of the modern world economy [M]. Princeton: Princeton University Press, 2021.

[13] RAO C R. Statistics and truth: putting chance to work[M]. Singapore: World Scientific Publishing Company,1997.

[14] RILEY J C. Rising life expectancy: a global history[M]. Cambridge: Cambridge University Press, 2001.

[15] THEIL H. Economics and information theory[M]. Amsterdam: North-Holland Publishing Co., 1967.

[16] TULJAPURKAR S.The final inequality: variance in age at death[M]. Chicago: University of Chicago Press, 2010: 209 - 221.

[17] WILKINSON R G. Unhealthy societies: the afflictions of inequality[M]. London: Routledge, 2002.

2. 期刊论文

［ 1 ］ ADLER N E, OSTROVE J M. Socioeconomic status and health: what we know and what we don't[J]. Annals of the New York academy of sciences, 1999, 896(1): 3 - 15.

［ 2 ］ ANTONOVSKY A. Social class, life expectancy and overall mortality[J]. The Milbank memorial fund quarterly, 1967, 45: 31 - 73.

［ 3 ］ ASSARI S. Life expectancy gain due to employment status depends on race, gender, education, and their intersections[J]. Journal of racial and ethnic health disparities, 2018, 5: 375 - 386.

［ 4 ］ BANISTER J, HILL K. Mortality in China 1964 - 2000[J]. Population studies, 2004, 58: 55 - 75.

［ 5 ］ BANISTER J, PRESTON S H. Mortality in China[J]. Population and development review, 1981, 7: 98 - 110.

［ 6 ］ BANISTER J, ZHANG X. China, economic development and mortality decline[J]. World development, 2005, 33: 21 - 41.

［ 7 ］ BARBI E, LAGONA F, MARSILI M, et al. The plateau of human mortality: demography of longevity pioneers[J]. Science, 2018, 360: 1459 -1461.

［ 8 ］ BARCLAY G W, COALE A J, STOTO M A, et al. A reassessment of the demography of traditional rural China[J]. Population index, 1976, 42: 606 - 635.

［ 9 ］ BEAGLEHOLE R, BONITA R, HORTON R, et al. Public health in the new era: improving health through collective action[J]. The lancet, 2004, 363(9426): 2084 - 2086.

［10］ BECKER G S, PHILIPSON T J, SOARES R R. The quantity and quality of life and the evolution of world inequality[J]. American economic review, 2005, 95: 277 - 291.

［11］ BERGER M C, MESSER J. Public financing of health expenditures, insurance, and health outcomes[J]. Applied economics, 2002, 34: 2105 - 2113.

［12］ BLOOM D E, CANNING D. Commentary: The Preston Curve 30 years 'on: still sparking fires[J]. International journal of epidemiology, 2007, 36: 498 - 499.

［13］ BLOOM D E, CANNING D, GRAHAM B. Longevity and life - cycle savings[J]. The Scandinavian journal of economics, 2003, 105: 319 - 338.

[14] BOR J, COHEN G H, GALEA S. Population health in an era of rising income inequality: USA, 1980 - 2015[J]. The lancet, 2017, 389: 1475 - 1490.

[15] BRASS W. On the scale of mortality [J]. Biological aspects of demography, 1971.

[16] BURGER O, BAUDISCH A, VAUPEL J W. Human mortality improvement in evolutionary context [J]. Proceedings of the national academy of sciences, 2012, 109(44): 18210 - 18214.

[17] CERVELLATI M, SUNDE U. Life expectancy and economic growth: the role of the demographic transition[J]. Journal of economic growth, 2011, 16: 99 - 133.

[18] CHEUNG S, ROBINE J M, TU E, et al. Three dimensions of the survival curve: horizontalization, verticalization, and longevity extension [J]. Demography, 2005, 42: 243 - 258.

[19] CHRISTENSEN K, DOBLHAMMER G, RAU R, et al. Ageing populations: the challenges ahead[J]. The lancet (London, England), 2009, 374 : 1196 - 1208.

[20] CHRISTENSEN K, VAUPEL J W. Determinants of longevity: genetic, environmental and medical factors[J]. Journal of internal medicine, 1996, 240: 333 - 341.

[21] CLARK S J, SHARROW D J. Contemporary model life tables for developed countries[J]. CSSS working paper, 2011, 107: 1 - 38.

[22] COALE A, GUO G.Revised regional model life tables at very low levels of mortality[J]. Population index, 1989, 55: 613 - 643.

[23] COALE A J, LI S M. The effect of age misreporting in China on the calculation of mortality rates at very high ages[J]. Demography, 1991, 28: 293 - 301.

[24] CRÉMIEUX P Y, OUELLETTE P, PILON C. Health care spending as determinants of health outcomes [J]. Health economics, 1999, 8: 627 - 639.

[25] DAWSON A. State capacity and the political economy of child mortality in developing countries revisited: from fiscal sociology towards the rule of law [J]. International journal of comparative sociology, 2010, 51:

403 - 422.

[26] DESBORDES R. The non-linear effects of life expectancy on economic growth[J]. Economics letters, 2011, 112: 116 - 118.

[27] DONG X, MILHOLLAND B, VIJG J. Evidence for a limit to human lifespan[J]. Nature, 2016, 538: 257 - 259.

[28] EASTERLIN R A. How beneficent is the market? A look at the modern history of mortality[J]. European review of economic history, 1999, 3: 257 - 294.

[29] EDWARDS R D, TULJAPURKAR S. Inequality in life spans and a new perspective on mortality convergence across industrialized countries[J]. Population and development review, 2005, 31: 645 - 674.

[30] FACTOR R, KANG M. Corruption and population health outcomes: an analysis of data from 133 countries using structural equation modeling[J]. Int J public health, 2015, 60(6): 633 - 641.

[31] FILMER D, PRITCHETT L. The impact of public spending on health: does money matter? [J]. Social science & medicine, 1999, 49: 1309 - 1323.

[32] FONTANA L, PARTRIDGE L, LONGO V D. Extending healthy life span—from yeast to humans[J]. Science (New York, N.Y.), 2010, 328: 321 - 326.

[33] GOLDMAN N, LORD G. A new look at entropy and the life table[J]. Demography, 1986, 23: 275 - 282.

[34] GUNASEKARA F I, CARTER K, MCKENZIE S. Income - related health inequalities in working age men and women in Australia and New Zealand[J]. Australian and New Zealand journal of public health, 2013, 37: 211 - 217.

[35] GUPTA S, VERHOEVEN M, TIONGSON E R. The effectiveness of government spending on education and health care in developing and transition economies[J]. European journal of political economy, 2002, 18: 717 - 737.

[36] GUPTA S, VERHOEVEN M, TIONGSON E R. Public spending on health care and the poor[J]. Health economics, 2003, 12: 685 - 696.

[37] HANSEN C W, LØNSTRUP L. The rise in life expectancy and economic growth in the 20th century[J]. The economic journal, 2015,

125：838 – 852.

[38] HAPPICH M, VON LENGERKE T. Convergence of life expectancy in the European Union：a Markov approach[J]. Applied economics letters, 2007, 14 ：175 – 178.

[39] HJELMBORG J B, IACHINE I, SKYTTHE A, et al. Genetic influence on human lifespan and longevity [J]. Human genetics, 2006, 119：312 – 321.

[40] JANSSEN F, VAN DEN HENDE A, DE BEER J, et al. Sigma and beta convergence in regional mortality：a case study of the Netherlands[J]. Demographic research, 2016, 35：81 – 116.

[41] KENYON C.The plasticity of aging：insights from long-lived mutants[J]. Cell, 2005, 120：449 – 460.

[42] KUNZE L. Life expectancy and economic growth [J]. Journal of macroeconomics, 2014, 39：54 – 65.

[43] LARISCY J T, HUMMER R A, Hayward M D. Hispanic older adult mortality in the United States：new estimates and an assessment of factors shaping the Hispanic paradox[J]. Demography, 2015, 52：1 – 14.

[44] LEE J, WANG F. Malthusian models and Chinese realities：the Chinese demographic system 1700 – 2000[J]. Population and development review, 1999, 25：33 – 65.

[45] LEE R, MASON A, MILLER T. Life cycle saving and the demographic transition：the case of Taiwan [J]. Population and development review, 2000, 26：194 – 219.

[46] LEE R, ZHOU Y. Does fertility or mortality drive contemporary population aging? The revisionist view revisited [J]. Population and development review, 2017, 43：285 – 301.

[47] LI H, ZHANG J. Effects of longevity and dependency rates on saving and growth：evidence from a panel of cross countries [J]. Journal of development economics, 2007, 84：138 – 154.

[48] LUNDBORG P, LYTTKENS C H, NYSTEDT P. The effect of schooling on mortality：new evidence from 50,000 Swedish twins[J]. Demography, 2016, 53：1135 – 1168.

[49] LYNCH J W, SMITH G D, KAPLAN G A, et al. Income inequality and mortality：importance to health of individual income, psychosocial

environment, or material conditions[J]. BMJ, 2000, 320: 1200 – 1204.

[50] MA M. Does children's education matter for parents' health and cognition? Evidence from China [J]. Journal of health economics, 2019, 66: 222 – 240.

[51] MACKENBACH J P, KULHÁNOVÁ I, BOPP M, et al. Variations in the relation between education and cause-specific mortality in 19 European populations: a test of the "fundamental causes" theory of social inequalities in health[J]. Social science & medicine, 2015, 127: 51 – 62.

[52] MACKENBACH J P. Convergence and divergence of life expectancy in Europe: a centennial view[J]. European journal of epidemiology, 2013, 28: 229 – 240.

[53] MACKENBACH J P. Political conditions and life expectancy in Europe, 1900 – 2008[J]. Social science & medicine, 2013, 82: 134 – 146.

[54] MACKENBACH J P, LOOMAN C W. Life expectancy and national income in Europe, 1900 – 2008: an update of Preston's analysis [J]. International journal of epidemiology, 2013, 42: 1100 – 1110.

[55] MARCHAND S, WIKLER D, LANDESMAN B. Class, health, and justice[J]. The Milbank quarterly, 1998, 76: 449 – 467.

[56] MARMOT M, FRIEL S, BELL R, et al. Closing the gap in a generation: health equity through action on the social determinants of health[J]. The lancet, 2008, 372: 1661 – 1669.

[57] MCKEOWN T, RECORD R G, TURNER R D. An interpretation of the decline of mortality in England and Wales during the twentieth century[J]. Population studies, 1975, 29: 391 – 422.

[58] MITRA S. A short note on the Taeuber paradox[J]. Demography, 1978, 15: 621 – 623.

[59] MURRAY C J, BARBER R M, FOREMAN K J, et al. Global, regional, and national disability-adjusted life years (DALYs) for 306 diseases and injuries and healthy life expectancy (HALE) for 188 countries, 1990 – 2013: quantifying the epidemiological transition[J]. The lancet, 2015, 386: 2145 – 2191.

[60] MURRAY C J, FERGUSON B D, LOPEZ A D, et al. Modified logit life table system: principles, empirical validation, and application [J]. Population studies, 2003, 57: 165 – 182.

[61] NANDI A, GLYMOUR M M, SUBRAMANIAN S V. Association among socioeconomic status, health behaviors, and all-cause mortality in the United States[J]. Epidemiology, 2014, 25: 170 - 177.

[62] OEPPEN J, VAUPEL J W. Broken limits to life expectancy[J]. Science, 2002, 296: 1029 - 1031.

[63] OLSHANSKY S J, AULT A B. The fourth stage of the epidemiologic transition: the age of delayed degenerative diseases[J]. The Milbank quarterly, 1986, 64: 355 - 391.

[64] OMRAN A R. The epidemiologic transition: a theory of the epidemiology of population change[J]. The Milbank quarterly, 2005, 83: 731 - 757.

[65] PHELAN J C, LINK B G, TEHRANIFAR P. Social conditions as fundamental causes of health inequalities: theory, evidence, and policy implications [J]. Journal of health and social behavior, 2010, 51: S28 - S40.

[66] PRESTON S H. The changing relation between mortality and level of economic development[J]. International journal of epidemiology, 2007, 36: 484 - 490.

[67] PRESTON S H. The changing relation between mortality and level of economic development[J]. Population studies, 1975, 29: 231 - 248.

[68] PRITCHETT L, SUMMERS L H. Wealthier is healthier[J]. The journal of human resources, 1996, 31: 841 - 868.

[69] PRÄG P, MILLS M C, WITTEK R. Subjective socioeconomic status and health in cross-national comparison[J]. Social science & medicine, 2016, 149: 84 - 92.

[70] RAJKUMAR A S, SWAROOP V. Public spending and outcomes: does governance matter? [J]. J Dev Econ, 2008, 86(1): 96 - 111.

[71] RAMESH M, WU X, HOWLETT M. Second best governance? Governments and governance in the imperfect world of health care delivery in China, India and Thailand in comparative perspective[J]. Journal of comparative policy analysis: research and practice, 2015, 17 (4): 342 - 358.

[72] RILEY J C. Estimates of regional and global life expectancy, 1800 - 2001 [J]. Population and development review, 2005, 31: 537 - 543.

[73] RODGERS G B. Income and inequality as determinants of mortality: an

international cross-section analysis［J］. Population studies, 1979, 33:
343 – 351.

[74] SASSON I. Trends in life expectancy and lifespan variation by educational attainment: United States, 1990 – 2010［J］. Demography, 2016, 53: 269 – 293.

[75] SCHNABEL S K, EILERS P H. An analysis of life expectancy and economic production using expectile frontier zones［J］. Demographic research, 2009, 21: 109 – 134.

[76] SCHROEDER S A. American health improvement depends upon addressing class disparities［J］. Preventive medicine, 2016, 92: 6 – 15.

[77] SEN A. Why health equity?［J］. Health economics, 2002, 11: 659 – 666.

[78] SHKOLNIKOV V M, ANDREEV E M, ZHANG Z, et al. Losses of expected lifetime in the US and other developed countries: methods and empirical analysis［J］. Demography, 2011, 48: 211 – 239.

[79] SHKOLNIKOV V, ANDREEV E, BEGUN A. Gini coefficient as a life table function: computation from discrete data, decomposition of differences and empirical examples［J］. Demographic research, 2003, 8: 305 – 358.

[80] SILER W. A competing-risk model for animal mortality［J］. Ecology, 1979, 60: 750 – 757.

[81] SMITS J, MONDEN C. Length of life inequality around the globe［J］. Social science & medicine, 2009, 68: 1114 – 1123.

[82] SOMMER J M. Accountable government spending: a cross-national analysis of child mortality in developing nations［J］. International journal of health services : planning, administration, evaluation, 2022, 52: 73 – 88.

[83] STEINGRÍMSDÓTTIR Ó A, NÆSS Ø, MOE J O, et al. Trends in life expectancy by education in Norway 1961 – 2009［J］. European journal of epidemiology, 2012, 27: 163 – 171.

[84] STRAND B H, GRØHOLT E K, STEINGRÍMSDÓTTIR Ó A, et al. Educational inequalities in mortality over four decades in Norway: prospective study of middle aged men and women followed for cause specific mortality, 1960 – 2000［J］. BMJ, 2010, 340: c654.

[85] STRINGHINI S, CARMELI C, JOKELA M, et al. Socioeconomic status and the 25×25 risk factors as determinants of premature mortality: a

217

multicohort study and meta-analysis of 1.7 million men and women[J]. The lancet, 2017, 389: 1229 - 1237.

[86] TORRE R, MYRSKYLÄ M. Income inequality and population health: an analysis of panel data for 21 developed countries, 1975 - 2006 [J]. Population studies, 2014, 68: 1 - 13.

[87] TULJAPURKAR S, LI N, BOE C. A universal pattern of mortality decline in the G7 countries[J]. Nature, 2000, 405: 789 - 792.

[88] VAN RAALTE A A, CASWELL H. Perturbation analysis of indices of lifespan variability[J]. Demography, 2013, 50: 1615 - 1640.

[89] VAN RAALTE A A, KUNST A E, LUNDBERG O, et al. The contribution of educational inequalities to lifespan variation[J]. Population health metrics, 2012, 10: 1 - 10.

[90] VAUPEL J W. Biodemography of human ageing[J]. Nature, 2010, 464: 536 - 542.

[91] VAUPEL J W. How change in age-specific mortality affects life expectancy[J]. Population studies, 1986, 40: 147 - 157.

[92] VAUPEL J W, VILLAVICENCIO F, BERGERON-BOUCHER M P. Demographic perspectives on the rise of longevity[J]. Proceedings of the national academy of sciences of the United States of America, 2021, 118: e2019536118.

[93] VAUPEL J W, YASHIN A I. Heterogeneity's ruses: some surprising effects of selection on population dynamics[J]. The American statistician, 1985, 39: 176 - 185.

[94] VAUPEL J W, ZHANG Z, VAN RAALTE A A. Life expectancy and disparity: an international comparison of life table data[J]. BMJ, 2011, 1: e000128.

[95] WALBERG P, MCKEE M, SHKOLNIKOV V, et al. Economic change, crime, and mortality crisis in Russia: regional analysis[J]. BMJ, 1998, 317: 312 - 318.

[96] WARREN J R. Socioeconomic status and health across the life course: a test of the social causation and health selection hypotheses[J]. Social forces, 2009, 87: 2125 - 2153.

[97] WILKINSON R G. Commentary: the changing relation between mortality and income[J]. International journal of epidemiology, 2007, 36: 492 - 494.

[98] WILKINSON R G. Income distribution and life expectancy[J]. British medical journal, 1992, 304: 165 – 168.

[99] WILKINSON R G. Income distribution and mortality: a "natural" experiment[J]. Sociology of health & illness, 1990, 12: 391 – 412.

[100] WILMOTH J R, HORIUCHI S.Rectangularization revisited: variability of age at death within human populations[J]. Demography, 1999, 36: 475 – 495.

[101] WILMOTH J, ZUREICK S, CANUDAS-ROMO V, et al. A flexible two-dimensional mortality model for use in indirect estimation [J]. Population studies, 2012, 66: 1 – 28.

[102] ZHANG Z, VAUPEL J W. The age separating early deaths from late deaths[J]. Demographic research, 2009, 20: 721 – 730.

3. 报告

[1] DEATON A S.Health in an age of globalization[R]. Cambridge: National Bureau of Economic Research, 2004.

[2] GREKOU C, PEREZ R. Child mortality in sub-Saharan Africa: why public health spending matters[R]. Paris: University of Paris Nanterre, EconomiX, 2014.

[3] KAUFMANN D, KRAAY A, MASTRUZZI M. The worldwide governance indicators: a summary of methodology, data and analytical issues[R]. Washington, DC: World Bank, 2010.

[4] SCHULTZ T P.Demographic determinants of savings: estimating and interpreting the aggregate association in Asia[R]. Bonn: Institute of Labor Economics (IZA), 2005.

[5] United Nations. Human development report 2005[R]. New York: United Nations, 2005.

[6] United Nations. Model life tables for developing countries[R]. New York: United Nations, 1982.

[7] United Nations. World population prospects: the 2019 revision[R]. New York: United Nations, 2019.

[8] World Health Organization. Global expenditure on health: public spending on the rise? [R]. Geneva: WHO, 2021.

[9] World Health Organization. Health services utilization and out-of-pocket

expenditure at public and private facilities in low-income countries[R]. Geneva：WHO，2010.

[10] ZHANG Z，VAUPEL J W. The threshold between compression and expansion of mortality［R］. New Orleans：Population Association of America，2008.

4. 电子资源

[1] Human Mortality Database[EB/OL]. https://www.mortality.org.

[2] World Bank. World Bank Open Data 2022［EB/OL］. https://data. worldbank.org.cn/.

[3] World Health Organization. WHO Mortality Database[EB/OL]. https:// www. who. it/data/gho/data/indicators/indicator-details/GHO/gho-ghe-life-tables-by-country.

[4] ZIJDEMAN R，DA SILVA F R. Life expectancy at birth（total）[EB/OL]. http://hdl.handle.net/10622/LKYT53.